エキスパートに学ぶ

補助循環の
キホンと
トラブルシューティング

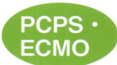 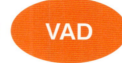 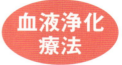 血液浄化療法

編集 **大槻　勝明** 土浦協同病院看護副部長／集中ケア認定看護師

総合医学社

執筆者一覧

編　集
大槻勝明　土浦協同病院看護副部長／集中ケア認定看護師

執　筆（執筆順）
大槻勝明　土浦協同病院看護副部長／集中ケア認定看護師
小森正実　土浦協同病院臨床工学部主幹／体外循環技術認定士
上澤弘美　土浦協同病院EICU主任／急性・重症患者看護専門看護師
鳥羽好和　九州大学病院集中治療部副看護師長／集中ケア認定看護師
黒須唯之　土浦協同病院臨床工学部主任

はじめに

　近年，科学技術の発展に伴い医療技術の進歩も目覚ましく遂げており，医療の細分化，専門分化も進んでいます．このような背景から**全身管理を行っていくうえで必要とされる種々の医療機器も開発・進化**をしています．クリティカルケア領域においても例外ではなく，それに相応すべく，チーム医療の推進の観点からも集中治療領域に臨床工学技士を配置し，生命維持装置やその他の医療機器管理等を委任している施設も増えつつあるかと思います．もちろん，専門性や業務の効率化，安全性からも重要な分化であり，クリティカルケア領域に携わる看護師にとっても心強い存在となっているに違いありません．

　その一方で，**医療機器の操作を含め知識が希薄化していくことが懸念**されます．あるいは，"医療機器に関しては臨床工学技士に委任しているからわからなくとも大丈夫…"と思ってはいないでしょうか．**私たち看護師は，これらの生命維持装置，体外循環下で管理された患者を対象**としており，**全身状態としてどのように変化しているのか，医療機器は適切に作動しサポートできているのかをアセスメント**し，そして**患者に最良なケアを実践**していく重要な役割も担っています．そのため，それぞれの**機器の特徴**や**観察のポイント**，**異常時の対処法**等について，ある程度理解しておく必要があるといえます．

　種々の医療機器，生命維持装置がありますが，**本書は特に苦手意識が強いと思われる体外・補助循環に関する機器に焦点**をあてております．体外・補助循環には主に，① **IABP**（大動脈内バルーンパンピング），② **PCPS**（経皮的心肺補助），③ **ECMO**（体外式膜型人工肺），④ **VAD**（補助人工心臓），⑤ **血液浄化療法**などがあげられます．

　本書の構成としてPart1では，補助・体外循環を学ぶにあたって，根幹となる呼吸・循環の基礎知識として，モニタリングの意味や意義，データの解釈の仕方などについて解説しました．Part2～5では，IABP，PCPS・ECMO，VAD，血液浄化療法について，それぞれ原理から回路，管理中のポイント，アラームの原因から対応策について解説しております．Part6では，簡単な事例を通しながら本書を振り返り，知識の再確認ができるように構成してあります．

　クリティカルケア領域に携わる看護師はもちろんのこと，これから学ぼうとする一人でも多くの方々に活用して頂き，疑問解決や臨床実践での一助になって頂けると幸いです．

土浦協同病院
看護部　看護副部長
集中ケア認定看護師
大槻　勝明

目次

Part1 補助循環のキホン ……… 001

1 呼吸・循環の基礎知識（大槻勝明）……… 002
1. 呼吸・循環管理のアウトカム／2. 酸素運搬を決定する因子／3. 呼吸・循環体内酸素動態／4. 酸素化の評価／5. A-aDO$_2$をどう活用するか／6. 循環の評価／7. 心拍出量の評価／8. 肺動脈カテーテル／9. 循環動態モニタリングの活用と評価／10. 混合静脈血酸素飽和度（SvO$_2$）を基点とした治療アルゴリズム

Part2 IABP ……… 025

1 原理と回路（小森正実）……… 027
1. バルーン／2. 装置／3. 拡張と収縮のタイミング／4. 不適切なタイミング

2 管理中の観察のポイント（大槻勝明）……… 033
1. IABP駆動時および駆動中の確認／2. IABPのリスク管理／3. IABP施行中における合併症／4. IABPからの離脱

3 アラーム対応とトラブルシューティング（小森正実）……… 040
1. ヘリウムガスリーク／2. ガスライン閉塞／3. トリガー不能／4. バッテリー低下／5. ヘリウムガス低下

Part3 PCPS・ECMO ……… 047

1 原理と回路（小森正実）……… 050
1. PCPS／2. ECMO／3. 人工肺／4. 遠心ポンプ／5. ガスブレンダーと酸素ボンベ／6. カニューレ／7. コーティング

2 装着の準備（上澤弘美）……… 057
1. PCPS必要物品／2. PCPS導入手順

3 管理中の観察のポイント（PCPS）（上澤弘美）……… 062
1. チューブ管理／2. ACT（活性凝固時間）／3. 意識／4. 呼吸／5. 循環／6. 体温／7. データ／8. 心機能の評価／9. 機器・回路・設定の確認／10. 感染

4 管理中の観察のポイント（ECMO）（上澤弘美） 067
 1. チューブ管理／2. ACT（活性凝固時間）／3. 意識／4. 呼吸／5. 循環／6. データ／7. 水分バランス／8. 栄養／9. 感染／10. 患者・家族への対応

5 アラーム対応とトラブルシューティング（PCPS）（上澤弘美） ... 071
 1. ポンプの停止／2. 空気誤送血／3. ウェットラング／4. 血漿リーク／5. 回路内血液の色調／6. 脱血回路の異常／7. 遠心ポンプの異常

6 アラーム対応とトラブルシューティング（ECMO）（上澤弘美） ... 074
 1. 人工肺異常（酸素化不良）／2. リサーキュレーション／3. 空気混入／4. 血栓形成／5. 回路からの出血・回路損傷／6. カニューレトラブル・抜去

7 PCPSとECMOともに注意したいこと（小森正実） 077
 1. コンソールアラーム／2. 人工肺異常／3. ガス流量の停止／高流量設定／4. 回路内圧の異常／5. 回路交換／6. プライミング／7. PCPS/ECMOの最新機種

Part4 VAD 087

1 種類と特徴（鳥羽好和） 090
 1. 国内のVADの歴史／2. eVADの利点と欠点／3. iVADの利点と欠点

2 原理と回路（鳥羽好和） 095
 1. 拍動流VAD／2. 定常流VAD／3. ポンプの種類／4. 遠心ポンプのメカニズム／5. 軸流ポンプのメカニズム／6. 定常流ポンプの誤解

3 管理中の観察のポイント（鳥羽好和） 100
 1. 当院のVADに関連した施設状況と現状／2. VAD装着後の合併症／3. 主要VADの機種ごとの観察項目

Part5 血液浄化療法 ... 135

1 種類と特徴，原理・回路（黒須唯之）... 138

1. 血液透析（hemodialysis：HD）／2. 血液濾過（hemofiltration：HF）／3. 血液透析濾過（hemodiafiltration：HDF）／4. 限外濾過（extracorporeal ultrafiltration method：ECUM）／5. 単純血漿交換（plasma exchange：PE）／6. 血液吸着（hemoadsorption：HA）／7. 持続的血液透析濾過（continuous hemodiafiltration：CHDF）／8. 血液浄化療法に用いる物品

2 管理中の観察のポイント（上澤弘美）... 156

1. 全身管理／2. 体液管理／3. バスキュラーアクセス／4. カテーテル・回路／5. 不均衡症候群／6. 抗凝固薬の使用／7. ACT（活性凝固時間）の測定／8. 装置管理／9. 患者への対応

3 アラーム対応とトラブルシューティング（上澤弘美）... 159

1. よくみられるトラブルの原因／2. 校正待機中／3. 透析液（補液）液切れ検知／4. 血液ポンプ制御中・脱血異常／5. 入口圧異常／6. 返血圧異常／7. 空気誤入

Part6 事例で学ぶ補助循環 ... 165

事例1（大槻勝明）... 166

事例2①（大槻勝明）... 167

事例2②（大槻勝明）... 169

事例3（大槻勝明）... 171

事例4（大槻勝明）... 173

事例5（黒須唯之）... 174

事例6（小森正実）... 177

コラム

呼吸商と3大栄養素	005
混合静脈血酸素飽和度（SvO_2）	006
測定部位とSpO_2ディレイタイム	007
中心静脈圧（CVP）は輸液反応性の指標になるか	013
血圧・心拍出量・血管抵抗の関係	015
肺動脈楔入圧（PAWP）が左心房圧（LAP）を反映するのはなぜ？	019
肺動脈カテーテルの有用性について	020
なぜヘリウムガスを使用するの？	037
バルーンリークの際，ガス漏出が稀な理由は？	037
どの程度狭窄されるの？	038
血小板はなぜ減少するの？	038
RASS（Richmond Agitation Sedation Scale）	168

索引 ……………………………………………………………………… 180

●謹告：本書の記載事項に関しましては，出版にあたる時点において最新の情報に基づくよう，執筆者ならびに出版社では最善の努力を払っておりますが，医学・医療の進歩により，治療法，医薬品，検査など本書の発行後に変更された場合，それに伴う不測の事故に対して，編集者，執筆者ならびに出版社はその責任を負いかねますのでご了承ください．また，検査の基準値は測定法などにより異なることもありますので，各施設での数値をご確認ください．

Part 1
補助循環のキホン

1　呼吸・循環の基礎知識

1. 呼吸・循環管理のアウトカム

　呼吸・循環管理の目的は組織の酸素化が維持されることにあります．言い換えると組織の酸素需要に対し適切に酸素が運搬されることで組織の酸素化を維持することになります．つまり，呼吸・循環管理では酸素供給と酸素消費のバランスの評価と組織の酸素化の評価が重要になります．組織酸素代謝に関連する因子を図1に示します．

2. 酸素運搬を決定する因子（表1）

　酸素運搬を決定する因子は以下の3つになります．①ヘモグロビン（Hb：酸素と結合する蛋白質），②酸素飽和度（SaO_2：酸化ヘモグロビンの割合）：呼吸にかかわる因子，③心拍出量（CO：酸素化されたHbを運搬）：循環にかかわる因子．

　酸素運搬量（DO_2）は，心拍出量（CO）と動脈血酸素含量（CaO_2）の乗算で表すこと

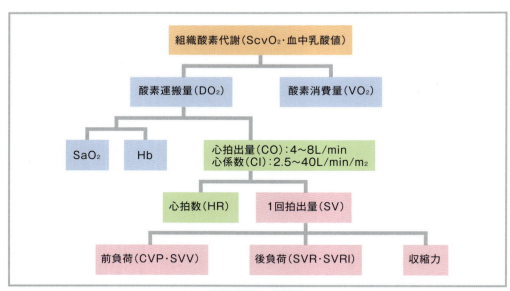

図1　組織代謝に関連する因子

表1　酸素運搬の決定因子

- ヘモグロビン（Hb）：酸素と結合する蛋白質
- 酸素飽和度（SaO_2）：酸化ヘモグロビンの割合　　正常：SaO_2 95〜100%
- 心拍出量（CO）：酸素化されたヘモグロビンを運搬　正常：4〜8L/min

ができます．CaO_2 とは，動脈血 100mL 中に含有されている酸素の量を表しています（通常 20g/dL 程度）．

CaO_2 は，結合酸素と溶存酸素に分けられます．例えば，Hb15g/dL，SaO_2 100%，PaO_2 100mmHg だとすると，結合酸素は 1.34 × 15 × 100 ÷ 100 = 20.1（g/dL），溶存酸素は 0.0031 × 100 = 0.31（g/dL）となり，CaO_2 は結合酸素 20.1（g/dL）＋溶存酸素 0.31（g/dL）＝ 20.41（g/dL）になります．

$$酸素運搬量（DO_2）= CO \times (1.34 \times Hb \times SaO_2/100 + 0.0031 \times PaO_2)$$
　　　　　　　　　　　心排出量　　　　結合酸素　　　　　　　　溶存酸素

＊1.34：1g の Hb は 1.34mL の酸素と結合する　＊0.0031：血漿中の酸素の溶解係数

このように酸素含量として，溶存酸素量は非常に少ないため無視してもよいといえるでしょう．したがって，酸素運搬量としては，結合酸素が重要であり，私たちが通常観察している酸素分圧（PaO_2）はそれほど重要ではなく，SaO_2，Hb，そして酸素化された血液をどれだけ全身に送れるかという CO が極めて重要であることがわかります．

3. 呼吸・循環体内酸素動態

そもそも生命維持に必要な酸素と栄養は，呼吸・循環機能によって維持されています．呼吸は外呼吸（肺呼吸）と内呼吸（組織呼吸）に分けられますが，外呼吸は外気から酸素を取り入れ，組織での代謝産物である二酸化炭素を外界へ排泄するガス交換能と換気能を意味しています．一方，内呼吸は，肺でガス交換が行われ酸素化された血液が心臓のポンプ機能によって各細胞に運搬され，その血液と細胞間でガス交換が行われることを意味しています．

この呼吸・循環系の流れをまとめると（図2），①換気（肺胞換気），②酸素化（血液と肺胞内気のガス交換），③組織への酸素運搬（心拍出量），④組織代謝（組織での好気性代謝）で表現できます．これらのどこが破綻しても組織は酸素不足となり，恒常性が損なわれ臓器の機能不全から生命の危機状態に陥ることになります．

体内酸素動態として，通常の酸素供給量を CO5L/min とすると，20g/dL × 5L ＝ 1,000g/min となり，1分間に 1L の酸素が全身に供給されることになります．酸素消費量については，通常 250mL/min とされます．つまり，全身に送られる酸素の 1/4 が消費されることになります．

これを酸素飽和度で考えてみると，酸素化された血液，動脈血酸素飽和度（SaO_2）100%であったものが，組織代謝され酸素消費した結果，静脈血酸素飽和度（SvO_2）75%へ減少することになります．これが正常な状態であり，SvO_2（65～75%）が正常範囲内であれば，組織の酸素化は維持できていると評価することができます．

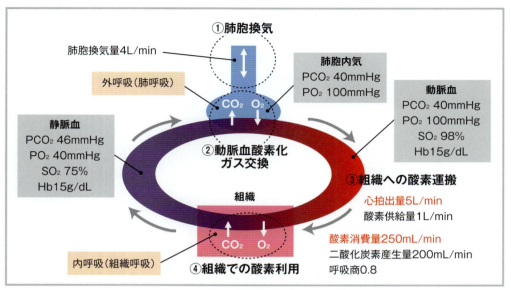

図2 呼吸・循環と体内酸素動態

4. 酸素化の評価

① SpO$_2$

　SpO$_2$を評価していくうえで，酸素解離曲線を理解する必要があります（図3）．酸素解離曲線とは，酸素分圧と酸素飽和度の関係を表したもので，酸素化の効率を示したものになります．

　一般にSpO$_2$ 90％でPaO$_2$ 60mmHgのポイントを下回ると曲線が急激に下降します．これは，細胞組織の酸素供給量が低下し，Hbから酸素が急激に遊離し始めることを示し

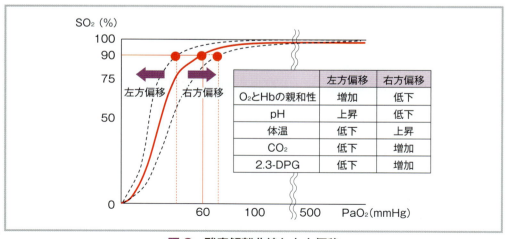

図3 酸素解離曲線と左右偏移

ています．これが，低酸素血症であり，組織の酸素供給不足から低酸素症へ移行する可能性があることを意味しています．

また，酸素解離曲線は，①血液のpH，②二酸化炭素，③体温，④赤血球の2.3-DPGの影響を受け曲線が左右に偏移します．例えば，代謝亢進時には，組織から二酸化炭素が多く産生され，酸素不足により嫌気性代謝が亢進しpHが低下します．また，高体温により代謝亢進が持続すると，さらに酸素消費量が増加することで悪循環が繰り返されます．このような状況下において，酸素解離曲線は右方偏移して，ヘモグロビンから酸素を遊離しやすくすることで，組織への酸素供給を補いやすくしています．一方，左方偏移はヘモグロビンと酸素の結合が強くなり組織への酸素供給を減少させます．

ケアのポイント

臨床上，クリティカルな状況においては，代謝が亢進しているケースが多いため，実際にPaO_2が70～80mmHgあったとしても，SpO_2が90％を示すことになります．すなわち，PaO_2が70～80mmHgでも容易に低酸素血症へ移行する可能性があるため，そのことを念頭に評価していくことがポイントです．

また，酸素飽和度は100％が上限です．酸素療法中のSpO_2の評価において，100％だから問題ないという評価は不適切であり，その場合には，酸素流量，濃度によってPaO_2が500mmHgを超えることもあり，酸素中毒のリスクも考えられます．そのため，100％を維持しているようであれば，酸素流量，濃度を漸減していく必要があることを念頭に入れ評価していく必要があります．

コラム 呼吸商と3大栄養素

呼吸商とは，酸素消費量と二酸化炭素産生量の比を指します．通常は0.8程度とされています．この呼吸商は，3大栄養素によって変わってきます．ヒトは1分間に250mLの酸素を取り込んでいますが，蛋白質が代謝されると二酸化炭素は200mL産生され呼吸商は0.8，糖質代謝では二酸化炭素産生量は250mL産生され呼吸商1.0となります．

呼吸商が大きいということは，酸素消費量が少なく二酸化炭素発生量が多く，呼吸商が小さいということは，二酸化炭素発生量が少なく酸素消費量が多いということになります．

二酸化炭素産生量が少ないのは脂肪であり，呼吸商0.7程度になります．このようなことから二酸化炭素が蓄積しやすいCOPD（慢性閉塞性肺疾患）などの病態にあるケースにおいては，糖質を減らし脂肪製剤を中心とした栄養療法が行われます．

コラム 混合静脈血酸素飽和度（SvO₂）

　混合静脈血酸素飽和度（SvO₂）は全身の酸素必要量に比べて心拍出量が十分であるかを表す指標となります（表）．酸素消費量とは，実際に組織によって使われる酸素の量であり，これに対し酸素需要量とは，生体活動を維持するのに必要な酸素の量になります．通常これらのバランスは保たれていますが，さまざまな要因により，消費量と需要量のバランスに変調をきたします．

　この酸素消費量と需要量のバランスに影響を与える因子には，消費に影響するものと，酸素供給を変化させるものに分類することができます．消費量は増加する因子と減少する因子があります．前者は，高体温，疼痛，発作，震え（シバリング）などがあり，後者は，低体温，麻酔の影響，敗血症などによって起こります．一方，酸素供給を変化させる因子としては，①心拍出量（CO）の減少，②ヘモグロビン（Hb）の減少，③動脈血酸素飽和度（SaO₂）の減少があります．Hbや動脈血酸素飽和度が減少すれば，心拍出量を増加させることでバランスを維持しようとしますが，心拍出量の増加で代償しきれない場合は SvO₂ が低下することになります．一般に SvO₂ が正常範囲内であれば，心拍出量が低下していても生体の酸素需要量を満たすのに十分な酸素供給が行われていると評価することができます．

表　混合静脈血酸素飽和度（SvO₂）の解釈

	解　釈	原　因
SvO₂ 増加 ＞ 80％	①酸素消費量（VO₂）の低下（代謝の低下） ②相対的酸素供給量の減少 ③心拍出量の増加	低体温，全身麻酔，敗血症
SvO₂ 低下 ＜ 60％	①酸素供給量（DO₂）の低下 ・SaO₂ の低下（酸素化の低下） ・ヘモグロビンの減少 ・心拍出量の低下 ② VO₂ の増加（代謝の亢進）	呼吸不全，吸引，出血，心不全，ショック，高体温，シバリング

＊末梢循環障害の指標：乳酸値 0.4 ～ 1.7（4 ～ 16）mmol（mg/dL）

②血液ガス分析

　血液ガス分析で酸素化を評価する方法には，①P/F ratio と②A-aDO₂ があります．まず，P/F ratio から解説します．

$$\text{P/F ratio} = PaO_2/F_IO_2$$
$$\text{A-aDO}_2（肺胞気\text{-}動脈血酸素分圧較差）= P_AO_2 - PaO_2$$

　例えば，①酸素濃度 70％で PaO₂ が 210mmHg，②酸素濃度 30％で，PaO₂ 100mmHg であった場合，①と②どちらが，酸素化がよいでしょうか．PaO₂ だけを見る

と①のほうが，酸素化がよいと判断してしまいがちです．これを P/F ratio で評価してみると，① 210/0.7 ＝ 300mmHg，② 100/0.3 ＝ 333mmHg となり，②のほうが，酸素化がよいと判断することができます．

> **ケアのポイント**　通常，人工呼吸療法を行っている場合，酸素化の改善とともに酸素濃度を漸減していくので，酸素化を評価していく場合には，PaO_2 で判断するのではなく，P/F ratio で継時的に評価していくことが重要になります．P/F ratio ＜ 300mmHg は急性肺障害（ALI），＜ 200mmHg は急性呼吸促迫症候群（ARDS）の診断基準の一つとなっています．

次に，$A-aDO_2$（肺胞気-動脈血酸素分圧較差）についてですが，これは，肺胞気の酸素分圧から動脈血酸素分圧を減算することにより求めることができます．つまり，酸素分圧較差が開大するほど何らかの原因（主に肺炎，肺水腫などの拡散障害など）により，酸素化が低下していると判断することができます．F_iO_2 1.0 で $A-aDO_2$ ＜ 200mmHg が正常範囲内と評価できます．

コラム　測定部位と SpO_2 ディレイタイム（ディレイタイムとはリアルタイムの対義語）

健康成人ボランティアを対象にした研究[2]によると，耳朶に対する手指測定時の SpO_2 ディレイタイムは 14 ～ 24 秒で，手に冷感がある場合，その差は 40 秒に達したと報告されています．また，別の研究[3]では，耳に対する手指測定時のディレイタイムは 6 秒，耳に対する足趾測定時のディレイタイムは 63 秒と報告しており，SpO_2 の変化をすばやく捉えるためには，足趾での測定は不適切であると結論づけられています．

次に，末梢血管収縮時における SpO_2 のディレイタイムについてですが，成人ボランティアを対象とし，末梢血管収縮作用を誘発した場合の前額部と手指での SpO_2 ディレイタイム測定した研究[4]によると，45 分間 14℃の部屋で低温に曝露し，末梢血管収縮を誘発した場合，F_iO_2 を下げたあとの SpO_2 下降開始時間は，前額部と手指では 1 ～ 2 分以上の差を認められたと報告されています．

これらの結果から SpO_2 ディレイタイムを考慮すると，測定部位の選択としては，①前額部，②耳朶，③手指，④足趾という順になり，足趾は可能な限り選択しないことが推奨されます．また，測定部位によってディレイタイムが生じることを念頭に入れておく必要がります．

では，実際にA-aDO$_2$について考えてみましょう．大気圧（図4, 5）を760mmHg（海抜0m）として，大気圧中には水蒸気圧（47mmHg）含まれているので，760mmHg − 47mmHg ＝ 713mmHgとなります．大気中の気体は，ほぼ窒素（79％）と酸素（21％）ですから，大気圧中の窒素分圧としては，713mmHg × 79/100 ≒ 563mmHg，酸素分圧は，713mmHg × 21/100 ≒ 150mmHgとなり，私たちが通常吸入している酸素分圧（P$_I$O$_2$：吸入気酸素分圧）は，P$_A$O$_2$ 150mmHgになります．この吸入気の酸素分圧は，肺胞まで到達すると，肺胞気内には二酸化炭素が存在するので（ここでは，PaCO$_2$

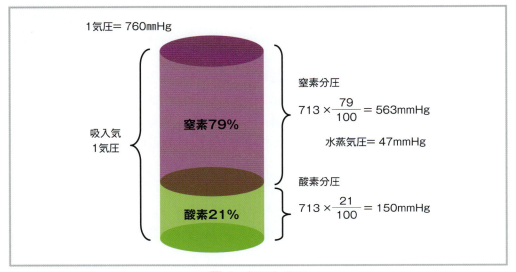

図4 気圧と分圧

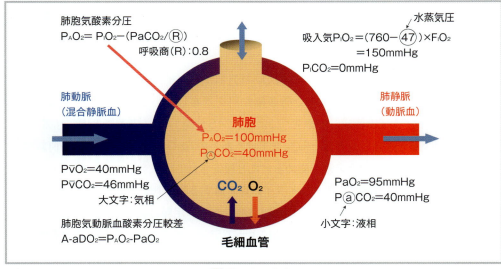

図5 A-aDO$_2$

40mmHgと仮定します).肺胞気酸素分圧は,吸入気の酸素分圧から二酸化炭素分圧を減算することで求められます.したがって,肺胞気酸素分圧（PAO_2）＝ 150mmHg（P_IO_2）− 40mmHg（$PaCO_2$）/0.8（呼吸商）＝ 100mmHgとなります.肺胞気まで到達すると,PaO_2は100mmHgとなり,さらに血中へ拡散するので,動脈血中酸素分圧は,大気圧下で＜ 100mmHgということになります.

ここで,低換気による高二酸化炭素血症のケースを考えてみましょう.例えば,$PaCO_2$ 80mmHgの場合,肺胞気酸素分圧（P_AO_2）は,150mmHg − 80/0.8 ＝ 50mmHgとなり,明らかな低酸素状態に陥ります.この場合,酸素投与というより,換気の改善を優先する必要があります.

練習問題

A-aDO_2およびP/F ratioを計算してみましょう！

F_IO_2：0.5，PaO_2：150mmHg，$PaCO_2$：40mmHg ……①
F_IO_2：0.8，PaO_2：240mmHg，$PaCO_2$：40mmHg ……②

[解　答]

713 × 0.5 − 40 ÷ 0.8 − 150＝156.5 ……①
713 × 0.8 − 40 ÷ 0.8 − 240＝280.4 ……②

（713は大気圧から飽和水蒸気圧を引いた数字,40は二酸化炭素分圧）

[解　説]

吸入気酸素分圧は,713mmHg×酸素濃度（F_IO_2）です.①ではF_IO_2は0.5なので713 × 0.5＝356.5mmHgになります.肺胞気では,ここから二酸化炭素分圧を減算しなくてはなりません.二酸化炭素分圧は40mmHgなので,40を呼吸商0.8で除算し,40/0.8 ＝ 50となります.したがって①は,356.5 − 50 − 150 ＝ 156.5となります.①は156.5,②は280.4.

A-aDO_2の数値は大きいほど酸素化がよくないので,①のほうが,酸素化がよいという評価になります.

P/F ratioは,PaO_2 ÷ F_IO_2で求められます.したがって,①は150 ÷ 0.5,②は240 ÷ 0.8となります.これを計算すると,ともに300となります.

P/F ratioとA-aDO_2の評価でなぜこのような違いが生じるのでしょうか.A-aDO_2はF_IO_2酸素濃度によって左右されます.高濃度酸素を投与すればすれほど高値を示します.つまり,①と②のどちらが,酸素化障害があるかという判断では,②のほうになります.それだけ高濃度の酸素が必要な状態であるためです.

5. A-aDO₂ をどう活用するか

　前述したように P/F ratio を継時的に評価していくことが重要となりますが，酸素化障害の原因をある程度判断するためには，A-aDO₂ を評価する必要があります．酸素化障害が認められれば，まず PaCO₂ が上昇していないことを確認します．上昇していれば，換気障害が原因となります．PaCO₂ に問題がなければ，A-aDO₂ の開大が基本的に存在しています．ここで，高濃度酸素投与により，A-aDO₂ の改善が認められれば，拡散障害，換気血流比不均等が原因であり，改善しなければ広範なシャント（肺梗塞，無気肺など）が原因であると推測することができます（図6）．

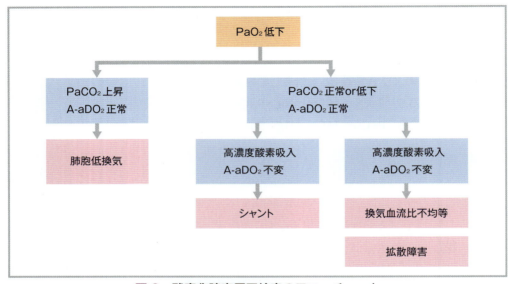

図6 酸素化障害原因検索のフローチャート

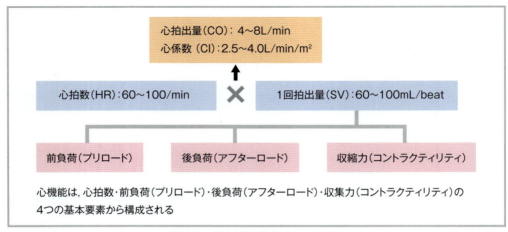

図7 心拍出量を規定する因子

6. 循環の評価

①心拍出量と心係数（図7）

心拍出量（cardiac output：CO）とは，心臓から駆出される血液量のことですが，通常4～8L/min程度駆出されます．個人差もありますが，体型が大きいほどより多くの心拍出量が必要になります．そのため，体型などによる個人差をなくし客観的に評価するための指標が心係数（cardiac index：CI）になります．心係数は心拍出量を体表面積で除算することで算出することができます．

心拍出量は，1回拍出量（stroke volume：SV）に1分間の心拍数を乗算することで算出することができます．1回拍出量は左室から駆出される血液量になりますが，通常60～80mLです．したがって，それに心拍数（約70/min）を乗算するので，60×70＝4,200mLとなり，心拍出量は約4L/minということになります．このようにイメージすると理解しやすいと思います．

②1回拍出量を規定する因子（図8）

1回拍出量を規定する因子は，前負荷，後負荷，収縮力の3つになります．前負荷とは，心臓に戻ってくる血液量になりますが，注射シリンジに例えるとシリンジ内の溶液の量になります．量が多ければそれだけ多く溶液を注射（戻ってくる血液量が多ければ左室から駆出される血液量は増加する）することができますが，少なければ注射できる量は少なくなります（戻ってくる血液量が少なければ左室から駆出される血液量は減少する）．

後負荷は血管抵抗を表しています．シリンジの先端についている針に例えると針が太ければあまり抵抗なく容易に注射することができますが（末梢血管が拡張している），針が細

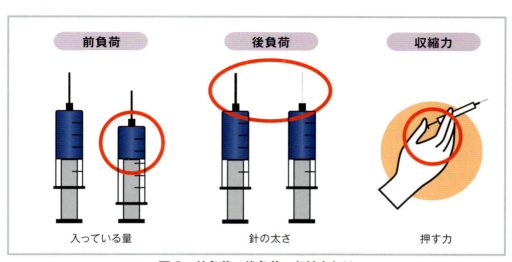

図8　前負荷，後負荷，収縮力とは

ければ，抵抗が強くなります（末梢血管が収縮している）．つまり，末梢血管が拡張していれば，後負荷は減少しており，末梢血管が収縮していれば，後負荷は増大しているということになります．収縮力は心臓のポンプ機能になります．

③前負荷

右心系は中心静脈圧（central venous pressure：CVP），左心系は肺動脈楔入圧（pulmonary artery wedge pressure：PAWP）で評価しています．

> **右心系**
> 　右室拡張終期容量（RVEDV）
> 　右室拡張期圧（RVEDP）
> 　中心静脈圧（CVP）：0〜7mmHg
> **左心系**
> 　左室拡張終期容量（LVEDV）
> 　左室拡張期圧（LVEDP）
> 　肺動脈楔入圧（PAWP）：6〜12mmHg

通常，前負荷とは拡張終期における心筋線維の伸長度を表しています．心筋線維の伸びは，心室内の血液量に比例します．血液の量が増加すれば心筋線維が伸展されることになります．量と圧というのは，量が増加すれば圧は上昇するという相関関係にあるので，圧力で評価することができます．左心系も同様になります．前負荷が減少するということは，心臓に戻ってくる血液量が減少しているということなので，1回拍出量が減少することになります．

原因としては，体液喪失，出血などが考えられます．また，前負荷の減少という意味合いでは，心筋拡張障害である心タンポナーデも前負荷減少の原因になります．

> **前負荷減少の原因**
> ①血液充満量（静脈還流）が減少
> 　出血，体液移動や喪失
> ②心筋拡張障害
> 　心タンポナーデ ⇒ 1回拍出量減少

逆に，前負荷が増加するということは，溢水の状態であり，心機能が正常であれば，血液充満量が増加に伴い，心拍出量も増加します．しかし，心機能が低下している場合には，駆出できず心拍出量は減少します．その結果，肺水腫（心原性），心不全の状態に陥ります．

> **前負荷増加の原因**
> 血液充満量（静脈還流）が増加
> 　心拍出量低下に対する代償機転（ナトリウム，水分保持）
> 　水分バランス保持 ⇒ 1回拍出量増加，1回拍出量減少

④後負荷

後負荷は，右心系では肺血管抵抗（pulmonary vascular resistance：PVR），左心系では体血管抵抗（systemic vascular resistance：SVR）で評価します．

右心系

$$肺血管抵抗（PVR）= \frac{(MPAP - PAWP) \times 80}{CO} \quad < 250\ dynes\cdot sec/cm^5$$

左心系

$$体血管抵抗（SVR）= \frac{(MAP - RAP) \times 80}{CO} \quad 800 \sim 1,200\ dynes\cdot sec/cm^5$$

＊MPAP：平均肺動脈圧，PAWP：肺動脈楔入圧，MAP：平均動脈圧，RAP：右心房圧

血管抵抗が増加している（SVR > 1,200）ということは，末梢血管が収縮していることを意味しています．増加する原因としては，心不全や循環血液量減少性ショックなどの血圧が低下する病態，強心薬や昇圧薬投与などがあげられます．また，体内カテコラミンも影響するため，交感神経が興奮した場合に末梢血管収縮が起こります．血管抵抗が増加しているということは，それに見合う駆出力が必要になるので，心仕事量が増加することになります．逆に，血管抵抗の低下は，末梢血管が拡張しているので，心仕事量が減少し心拍出量が増加します．原因としては，敗血症，発熱，血管拡張薬の使用などが考えられます．

⑤収縮力

収縮力は心臓の収縮する力です．収縮機能の指標として，駆出率（ejection fraction：EF）が用いられます．基準値は 60 ～ 80％程度になります．

コラム 中心静脈圧（CVP）は輸液反応性の指標になるか

CVP から推測される血管内容量の信頼性は実際には低く，CVP のみに依存した輸液管理には危険があります．その後，輸液反応性の指標として，1 回拍出量や脈圧に関する呼吸性変化量が有用[5]とされ，1 回拍出量変化量（stroke volume variation：SVV）を合わせて評価していくことが推奨されています．

＊SVV：呼吸周期中の 20 秒間における SV の最大値と最小値の変化率を算出したもの
　13 ～ 15％> SVV の場合，循環血液量不足

収縮力を増強させる要因
・交感神経の働き
・カテコラミン

収縮力を低下させる要因
・心筋障害
・アシドーシス

＊収縮力が増強すると1回拍出量が増加する．同時に心筋酸素消費量も増加する

7. 心拍出量の評価

　心拍出量はスワンガンツカテーテルを用いて評価することができますが，近年では動脈ラインにフロートラックセンサー®を用い低侵襲でモニタリングできるビジレオ®モニターやEV1000®モニターで評価することが主流となってきています．主なパラメータを図9に示します．

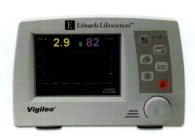
ビジレオ®（販売終了）

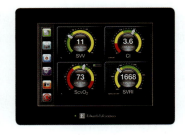
EV1000®

循環動態パラメータ		正常値
CO/CI	心拍出量/心係数	4〜8L/min／2.5〜4L/min/m²
SV/SVI	1回拍出量/1回拍出量係数	60〜100mL/beat／40〜75mL/beat/m²
SVR/SVRI	体血管抵抗/体血管抵抗係数	800〜1,200dyne・sec/cm⁵／1,900〜2,400dyne・sec・m²/cm⁵
SVV	1回拍出量変化量	10%以下
$ScvO_2$	中心静脈血酸素飽和度	65〜75%

図9　モニターと循環動態パラメータ
（写真提供：エドワーズライフサイエンス社）

8. 肺動脈カテーテル

①適応と禁忌

スワンガンツカテーテル（図10）の適応としては，急性心筋梗塞や心不全，心臓外科手術前後の循環評価，および各種ショック，肺水腫，重症敗血症，重症熱傷，脳低体温療法などの循環・代謝管理などに用いられています（表2）．絶対的禁忌ではありませんが，血液凝固障害をきたし出血傾向にある場合や，再発を繰り返す敗血症などの症例では注意が必要となります．

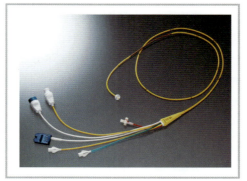

図10　スワンガンツカテーテル
（写真提供：エドワーズライフサイエンス社）

コラム　血圧・心拍出量・血管抵抗の関係

血圧・心拍出量・血管抵抗の関係を考える場合，オームの法則と同様に考えることができます．

オームの法則　E（電圧）＝I（電流）×R（抵抗）

血圧・心拍出量・血管抵抗の関係　血圧（MBP）＝心拍出量（CO）×体血管抵抗（SVR）

と表すことができます．厳密には，血圧は平均血圧－右心系ですが，あまり考えなくてよいでしょう．

では，心筋梗塞など心原性ショックのときの血圧・心拍出量・血管抵抗の関係を考えてみましょう．心原性ショックですから心臓のポンプ機能障害になります．したがって，心拍出量は低下します．その結果，血圧を維持するために末梢血管が収縮し血管抵抗が増加します．

循環血液量減少性ショックの場合は，循環血液量が減少するので前負荷が低下します．前負荷の低下に伴い心拍出量も減少することになります．これも同様に血圧を維持するために血管抵抗は増加します．

一方，敗血症性ショックの場合はどうでしょうか．敗血症性ショックの初期病態では，末梢血管拡張が起こります．つまり，血管抵抗の減少が起こっています．そのため，血圧を維持しようと代償的に心拍出量が増加することになります．このように，血圧を維持するために心拍出量や血管抵抗は深く関与しており，循環動態を評価していくために重要な評価因子であるといえます．

②穿刺時のポジショニングと部位

穿刺アプローチは中心静脈路確保に準じ，ポジショニングは頭低位を基本とします．頭低位とする理由としては，穿刺部位によっても異なりますが，鎖骨下静脈や内頸静脈穿刺であれば以下の2つがあげられます．①中心静脈をうっ滞し静脈容量が増量することで穿刺が容易になること．②空気塞栓を防止すること．空気塞栓の防止については，通常自発呼吸下では吸気時に胸腔内圧は陰圧になり，静脈還流が促進されるので，穿刺部位からの空気流入をきたすリスクが高くなります．そのため，静脈圧を上昇させておく必要があります．

穿刺部位の選択としては，①鎖骨下静脈，②内頸静脈，③大腿静脈などがあげられます．その中で多く選択されているのは，左鎖骨下静脈または右内頸静脈でしょうか．その理由として，解剖学的に左鎖骨下静脈穿刺ではカテーテルの彎曲に沿った挿入が可能となり，右内頸静脈穿刺では穿刺方向が右心房に向かっているため，挿入が容易となります．しかし，内頸静脈は鎖骨下静脈より感染のリスクが高くなることや，固定が不安定であるというデメリットがあります．一方，鎖骨下静脈穿刺においても，気胸などの合併症を併発するリスクがあります．そのため，それぞれのメリット，デメリットを考慮したうえで選択がなされます．大腿静脈においては，感染や静脈血栓症を併発するリスクも高くなることから，基本的には不適切であるといえます．

③挿入方法（図11）

イントロデューサーシースからカテーテルを挿入し15～20cm程度進めたらバルー

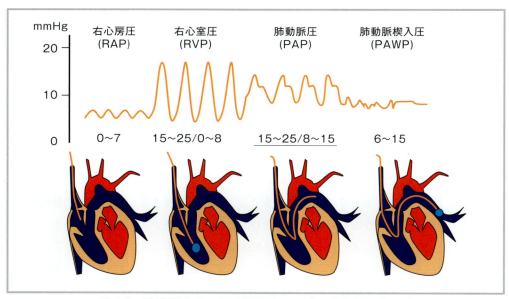

図11　肺動脈カテーテル挿入時の圧波形変化と正常圧値

ンを膨らませ，ゆっくりと挿入を続けます．圧モニターを観察しながら右心房圧（right atrial pressure：RAP）波形から右心室圧（right ventricular pressure：RVP）波形へ変化することを確認します．さらにカテーテルを挿入するとRVP波形から肺動脈圧（pulmonary artery pressure：PAP）に変化します．特に右心室から肺動脈へ移行する際は，心室内膜を刺激することで心室性不整脈を誘発する可能性があるため注意が必要となります．

PAP波形が出現してから，さらにカテーテルを進めて行くと，PAP波形が消失し肺動脈拡張期圧付近に固定されるようになります．その波形が肺動脈楔入圧（PAWP）となります．その部位で，バルーンを萎ませると，再びPAP波形が認められるはずですが，出現しない場合はPAP波形が出現するまで，カテーテルを引き戻します．そこで再度バルーンを膨張し，PAWP波形が認められることを確認します．

注意事項として，バルーンの膨張最大容量は1.5mLとなっていますが，バルーンの膨張は最大膨張容量の75～100%（1.25～1.5mL）でPAWP波形が得られることが望ましいとされています．75%（1mL）以下で楔入圧が認められる場合は，挿入が深すぎるため引き戻す必要があります．また，バルーンの膨張は圧モニターを確認しながらゆっくりと行い，最大膨張容量に達していなくても，楔入圧の波形が得られたらただちに膨張を止めます．過度な膨張は肺動脈損傷，破裂の要因につながります．

④カテーテル先端位置の確認（図12）

胸部X線により，肺動脈カテーテル先端位置の確認を行います．カテーテル先端位置は正中から3～5cmを超えない程度が望ましいとされています．深すぎると血流障害により肺梗塞を併発するリスクが高くなります．

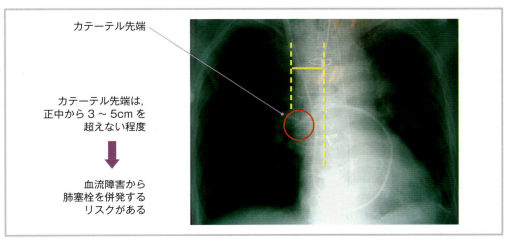

図12　カテーテル先端位置の確認

⑤挿入時および挿入後のトラブルと対処法

挿入時と挿入中の合併症に関しては，主なものを**表2，3**に示します．

⑥肺動脈楔入圧（PAWP）と肺動脈圧（PAP）

PAWPは肺うっ血の決定因子となり，18mmHg以上で肺水腫をきたすといわれています．そのため，肺うっ血の評価や輸液療法の指標となります．PAWPはLAPを反映していることから，左室機能の指標と考えてもよいでしょう．一般的に，肺血管病変がなければ肺動脈拡張期圧（PADP）は，PAWPより1～3mmHg高くなる程度なので，肺動脈カテーテルのバルーンを膨らませなくても，PAWPの指標ともなります．PAWPの低下は脱水，上昇は左心不全から肺うっ血をきたしていることを意味しています．また，PADPとPAWPとの間に5mmHg以上（肺動脈圧上昇，肺動脈楔入圧正常）の較差があれば，肺血管病変（肺高血圧症，肺塞栓症）が疑われます．

表2　挿入中のトラブルおよび対応

- ●気胸
  - ・鎖骨下からのアプローチ
    - 呼吸音，酸素化，X線所見
- ●動脈穿刺
  - 血腫の確認
- ●心室性不整脈
  - ・カテーテル先端が右心室を通過する際に出現
  - ・心筋虚血，低酸素，電解質異常，アシデミアでは致死的不整脈へ移行するリスクがある
  - ・除細動器や抗不整脈薬を準備
- ●右心穿孔
  - ・緊急手術

表3　挿入後のトラブルおよび対応

- ●肺塞栓症
  - ・PAWP測定時
    - ①オーバーウェッジ，②血栓形成，③長時間のバルーン膨張による肺動脈血流遮断
      - 測定時は15秒以内で止める
      - バルーンが収縮している状態を確認
- ●感染および血栓形成
  - ・カテーテル留置期間と血栓形成は密接な関係
  - ・10日以上の留置で80％以上に血栓形成
    - スタンダードプリコーション
    - マキシマルバリアプリコーション
    - 3～4日以内に抜去することを推奨

> **ケアのポイント** それぞれの圧の測定値を解釈するうえで重要なことは，一時的な数値で判断や評価するのではなく，経時的な変化，つまり，その値は上昇傾向にあるのか，低下傾向にあるのかを評価し判断していくことがポイントといえるでしょう．

コラム 肺動脈楔入圧（PAWP）が左心房圧（LAP）を反映するのはなぜ？

バルーンを拡張することで，肺動脈の血流が途絶，停滞することで圧勾配がなくなります．その結果，肺動脈内のカテーテル先端圧は肺静脈圧と等しくなり，左心房圧および左心室拡張終期圧と近似することになります（図）．

肺動脈拡張期圧（PADP）≒肺動脈楔入圧（PAWP）≒左心房圧（LAP）≒左室拡張期圧（LVDP）

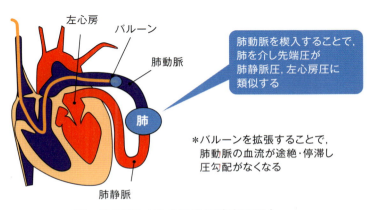

図 PAWP が LAP を反映する理由

> **コラム** 肺動脈カテーテルの有用性について
>
> 　肺動脈カテーテルは，心拍出量や混合静脈血酸素飽和度（SvO_2）などさまざまな生理的情報が得られることから，管理方針を決定していくうえで重要なモニタリングと考えられてきました．そのため，現在でもハイリスクの手術前後の患者管理において，肺動脈カテーテルをルーチン的に挿入している施設も少なくないのではないでしょうか．しかし，2003年にカナダとフランスのグループにより，肺動脈カテーテルの有用性に関する2つの無作為化比較試験（Randomize Control Trial：RCT）が報告されたので紹介します．
>
> 　カナダ救命医療臨床試験グループ[6]は，胸部や腹部などの手術を受けるハイリスク患者を対象とした肺動脈カテーテルの有用性に関する研究結果では，院内死亡率，生存率について有意差はなく，肺塞栓症の合併症はカテーテル挿入群に有意に発生するということから，"術後にICU管理が必要となるような，高齢のハイリスク患者に対し，肺動脈カテーテルを挿入するメリットは認められない"と結論づけました．また，フランスの肺動脈カテーテル研究グループ[7]は，ARDSやショック状態の患者を対象とした肺動脈カテーテルの有用性ついて，28日後の生存率についての結果からは，"ARDSやショック状態の患者に対し，肺動脈カテーテルは生命予後の改善効果は認められない"と結論づけました．これらのことから，ルーチン的な肺動脈カテーテルの挿入は控えるべきなのかもしれません．

9. 循環動態モニタリングの活用と評価

　心拍出量を規定する因子は，前述したように心拍数と1回拍出量であり，1回拍出量はさらに前負荷，後負荷，収縮力によって規定されます．これらのパラメータはすべて重要といえますが，敗血症性ショックの病態を考えてみましょう．

　敗血症性ショックの場合には，特にCO/CI（心拍出量／心係数），SVR/SVRI（体血管抵抗／体血管抵抗係数，SVV（1回拍出量変化量）に注目します．初期の病態では，末梢血管の拡張によりSVR/SVRIの低下が認められます．また，CO/CIは正常値以上を示しますが，これは代償的に上昇しているため，心拍出量が維持できているという判断は不適切であり，末期にはcold shockと同様の徴候（CO低下，SVR上昇）を示すことになります．SVR/SVRIおよび平均動脈圧（MAP）の値を参考に，血管作動薬であるノルアドレナリン（0.05μg/kg/min）が第一選択薬として用いられ，SVR/SVRIの正常化，MAP≧65mmHg維持できるよう微調整していきます．

　次に輸液反応性の指標であるSVVが上昇していれば前負荷の低下，すなわち循環血液量が減少していることが考えられるため，輸液負荷が行われSVV≦15%（CVP≦8〜

12mmHg）を目標とします．

　このほか重要なモニタリングとして，組織酸素代謝の指標である $ScvO_2$ や血中乳酸値，重要臓器血流の指標となる時間尿量などがあげられます．SvO_2 は酸素消費と酸素運搬を表す指標であり，低値は酸素運搬の減少または酸素消費の増加，高値では酸素運搬の増加，または，酸素消費の減少が考えられます．しかし，敗血症の場合においては，酸素需要は増えているにもかかわらず酸素利用の効率が低下するため，初期では正常または増加することが考えられます．そのため，血中乳酸値を合わせてモニタリングしていくことが重要になります．また，ショック時には重要臓器血流を維持するよう調整されますが，最初にダメージを受ける臓器は腎になります．つまり，尿量 ≧ 0.5mL/kg/h を維持できていれば腎血流量，すなわち重要臓器血流は維持できているという判断になり，≦ 0.5mL/kg/h は臓器血流障害を示唆することになります．

　次に図13の事例について考えてみましょう．心電図所見（肢誘導）では，Ⅱ，Ⅲ，aVF の ST 上昇が認められます．Ⅱ，Ⅲ，aVF は，下壁を見ている誘導であり，その部位の ST 上昇は，右冠動脈閉塞による下壁梗塞を疑わせる所見となります．また，Ⅰ，aVL においては，ST 低下を認めていることから，側壁（左冠動脈領域の狭窄）に虚血を疑わせる所見となります．さらに，右冠動脈は房室結節の還流も担っているため，その途絶によって，房室伝導障害をきたしていることが，Ⅲ度房室ブロック（PQ 間隔が不規則であり，P-P 一定，QRS 間隔が一定）の出現から読みとることができます．血行動態パラメータでは，PAWP30mmHg（PAWP > 20mmHg），CO3.0/L/min，CI1.6L/min/㎡（CI > 2.2L/min/㎡）であり，Forrester 分類（図14）では subset Ⅳ に分類され心原性ショックの

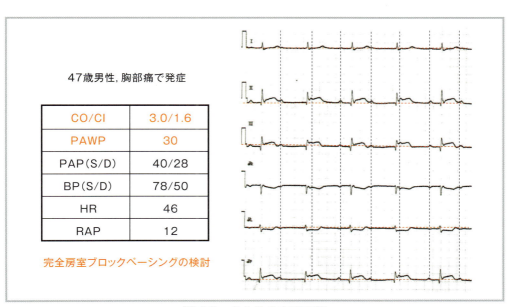

図13　虚血性心疾患事例

状態であることがわかります．

肺動脈カテーテルが挿入されず，PAWP の評価ができない場合には，Nohria 分類（**図 15**）で評価を行います．PAWP の上昇は，肺うっ血，前負荷上昇を示唆する所見であるため，前負荷を軽減する治療（利尿薬の投与，輸液制限）が行われます．また，CI の低下は心収縮力の低下を示唆する所見であるため，心収縮力を補助する治療，血管拡張薬，心収縮力増強薬の投与が行われますが，これらの治療により改善がはかれない場合には補助循環（IABP，PCPS）が必要となります．

図 14　Forrester 分類

		うっ血所見	
		なし	あり
組織灌流の低下	なし	**A** warm-dry	**B** warm-wet
	あり	**L** cold-dry	**C** cold-wet

○低灌流所見（=cold）は，末梢まで血液が行きわたっていない状態，四肢が冷たいといった所見
○うっ血所見（=wet）は肺うっ血の所見，夜間呼吸困難，起坐呼吸，kerley B line（+）といった所見

図 15　Nohria 分類

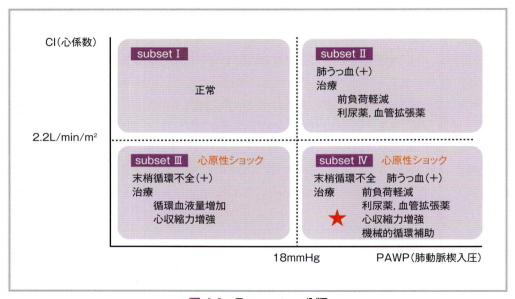

10. 混合静脈血酸素飽和度（SvO₂）を基点とした治療アルゴリズム

呼吸・循環のアウトカムは，前述したように組織の酸素化を維持することにあります．したがって，組織の酸素化の指標である SvO_2 や血中乳酸値が正常範囲内であれば，組織の酸素化は維持できていると判断できます．

SvO_2（< 65%）が低下していれば，SaO_2 を評価します．低下していれば酸素療法の適応になります．正常であれば，次に CO を評価します．正常（> 4.0L/min）であれば，貧血の状態を評価し，貧血（Hb < 8g/dL）が認められれば，輸血の適応となり，なければ（Hb > 9g/dL）酸素消費量増大と考え鎮静や鎮痛が検討されます．CO が低下（< 2.5L/

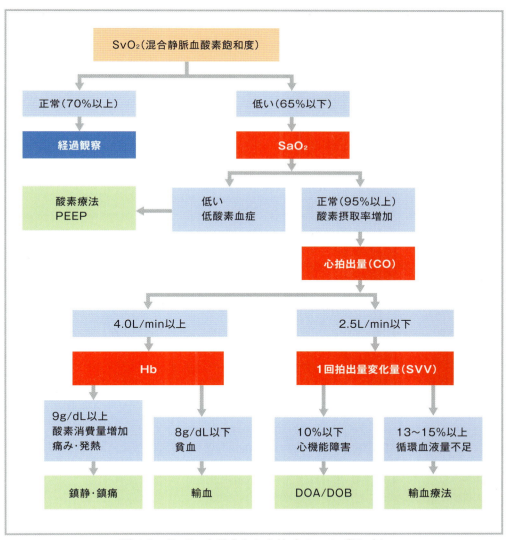

図16　SvO_2 を基点とした治療のアルゴリズム

min で）していれば，SVV を評価します．SVV が増加（＞15％）していれば，循環血液量不足が考えられ輸液負荷を検討し，SVV が正常範囲内であれば，心機能障害を考え強心薬投与が検討されます（**図16**）．

引用・参考文献
1）Rivers E, et al：Early goal directed therapy in the treatment of severe sepsis and septic shock. N Engl J Med 345：1368-1377, 2001
2）Huch A, et al：Limitations of pulse oximetry. Lancet 1 (8581)：357, 1988
3）Severinghaus JW, et al：Accuracy of response of six pulse oximeters to profound hypoxia. Anesthesiology 67：551-558, 1987
4）Hamber EA, et al：Delays in the detection of hypoxia due to site of pulse oximetry probe placement. Journal of Clinical Anesthesia 11：113-118, 1999
5）Marik PE, et al：Dynamic changes in arterial waveform derived variables and fluid responsiveness in mechanically ventilated patients：a systematic review of the literature. Crit Care Med 37：2642-2647, 2009
6）Canadian Clinical Trials Group：A randomized, controlled trial of the Use of pulmonary-artery catheters in high-risk surgical patients. N Engl J Med 348 (1)：5-14, 2003
7）French Pulmonary Artery Catheter Study Group：Early use of the pulmonary artery catheter and outcomes in patients with shock and acute respiratory distress syndrome. JAMA 290 (20)：2713-2720, 2003
8）道又元裕 編：ICU ケアメソッド．学研メディカル秀潤社，2014
9）道又元裕 編：人工呼吸ケアベストプラクティス．照林社，2008
10）血行動態モニタリング．Edward Lifesciences Limited.All rights reserved. C/NO. CSUPPOT2，2006
11）連続的 SvO_2 モニターの意義．Edward Lifesciences Limited. C/NO.CSUPPOT3
12）大槻勝明 編：ICU のモニタリング．重症患者ケア 4(1), 2015
13）大槻勝明：人工呼吸器の生体への影響と機能評価．重症集中ケア 7(5)：4-12, 2008
14）大槻勝明：S-G カテーテル使用時の患者ケアの要点．重症集中ケア 6(6)：104-116, 2008

（大槻勝明）

Part 2
IABP

IABP

　IABP（intra aortic balloon pumping，大動脈内バルーンパンピング）とは下行大動脈内（左鎖骨下動脈2cm下）で30〜40mLの容量のバルーンが拡張（inflate）と収縮（deflate）をする圧補助の補助循環装置です（図1）．

　主な効果としては心臓への酸素供給量の増加と酸素消費量の低下があげられます．

バルーン拡張：拡張期血圧上昇 → 冠動脈血流増加 → 酸素供給量増加

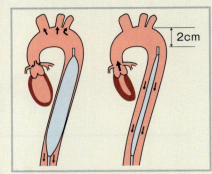

図1　IABPの圧補助

バルーン収縮：収縮期血圧低下 → 後負荷低下 → 心仕事量低下 → 酸素消費量低下

　体循環血流量の増加は0.8〜1.0L/minと少なく，血圧が50mmHg以下や心室細動（VF）のような重症な循環不全を伴っている場合には適応となりません．しかし，PCPS（percutaneous cardiopulmonary support）と併用して使用されることもあり，PCPSでの後負荷の軽減や離脱時の心機能のサポートとして使用されます．

IABPはどんなときに使うのか

IABPの適応

　急性心筋梗塞や狭心症などの心原性ショック，低心拍出量症候群（LOS）や心臓外科手術時の人工心肺からの離脱が困難な場合に用いられています．血行動態的指標としては，CI（心係数）＜ 2.0L/min/m^2，PAWP（肺動脈楔入圧）＞ 20mmHg，BP（収縮期血圧）＜ 80mmHgが目安となります．

　また，臨床的指標としては心拍出量低下に伴う尿量低下（＜ 0.5mL/kg/h），末梢循環不全（四肢の冷感，チアノーゼ），肺うっ血に伴う喘鳴，起坐呼吸，泡沫状痰の喀出などがあげられます．しかし，これらはあくまでも目安であるため，各施設の治療方針や状況によって異なります．

IABPの禁忌

　①重篤な大動脈弁閉鎖不全（バルーン拡張時逆流量が増加），②腹部大動脈瘤または大動脈瘤（大動脈の破裂の危険がある），③大動脈から腸骨動脈にかけて重篤な石灰化を伴う症例または末梢血管疾患（末梢循環不全のハイリスク，カテーテル損傷のハイリスク）などがあげられます．

1 原理と回路

1. バルーン

　IABPのバルーンを充填するガスはヘリウムです．ヘリウムは分子量が小さく反応速度がよいためIABPに使用されています．ヘリウムより水素のほうが分子量は小さいですが，可燃性ガスのため使用されません．

　ヘリウムガスによるバルーン拡張と収縮の駆動方式はコンプレッサー方式が主流となっています．コンプレッサーによって陽陰圧を作り出し，電磁弁によって切り替えることでバルーンの拡張と収縮を行っています（図2）．

　バルーンサイズ（表1）は患者の身長で選びます．大きすぎるサイズでは腹腔動脈や腎動脈など重要な動脈の閉塞を招き腸管壊死や腎不全の原因となります（図3）．

　IABPセット（図4）の中にはバルーン付のカテーテル以外にガイドワイヤーやシース，

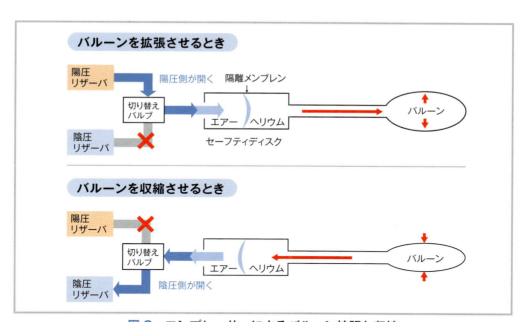

図2 コンプレッサーによるバルーン拡張と収縮

表1 バルーンサイズと適応 （東海メディカルプロダクツ）

バルーンサイズ		40mL	35mL	30mL
バルーン長		220mm	205mm	180mm
バルーン径		16.5mm	16mm	
適応身長	男性	Over 165cm	165〜150cm	—
	女性	—	Over 160cm	160〜140cm

ヘリウムラインなどが入っており，経皮的にバルーンを挿入することができます．バルーン先端（図5）は観血式血圧測定ができるようになっています．

2. 装置

IABP装置には操作ボタンが多く，使用をためらうことがあるかと思います．しかし，通常使用されるところは数ヵ所なので操作は簡単です．下記に当院で使用されているCS300（Getinge Group JAPAN）の操作説明をします．装置の概要と操作手順を把握し，

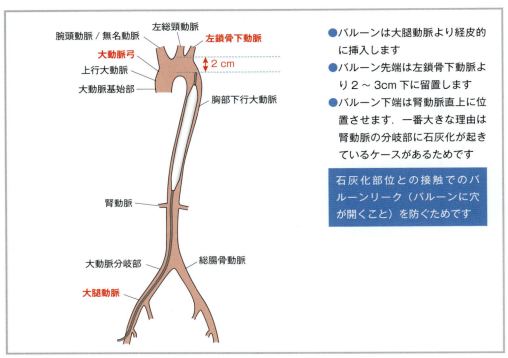

図3　大動脈とバルーン位置（Getinge Group JAPAN 資料より）

- バルーンは大腿動脈より経皮的に挿入します
- バルーン先端は左鎖骨下動脈より2～3cm下に留置します
- バルーン下端は腎動脈直上に位置させます．一番大きな理由は腎動脈の分岐部に石灰化が起きているケースがあるためです

石灰化部位との接触でのバルーンリーク（バルーンに穴が開くこと）を防ぐためです

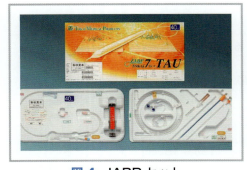

図4　IABPセット
（写真提供：東海メディカルプロダクツ）

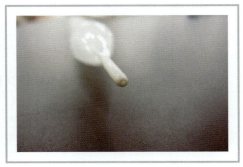

図5　バルーン先端

すばやい対応をとれるようにしましょう．

①前面パネル
　非常用電源で電源を確保したのち図6の電源スイッチで装置を立ち上げます．電気系や駆動系のセルフテストが始まり問題がなければ「システムテスト完了」と表示されます．「内部テストエラー」と表示された場合にはセーフティディスク（図7）の緩みを確認してください．それでもエラーが出るようであれば別の装置を準備しましょう．

②背面パネル
　ヘリウムガスの元栓をゆっくり開け，表示画面でヘリウム残量を確認します．ボンベのパッキンが劣化しているとリークしてしまいます．定期点検時にチェックしておきましょう．術野からヘリウムガス供給ラインを受け取りセーフティディスクへ接続します．
　心電図と動脈圧を取り込みます．取り込む方法には患者から直接取り込む方法と外部モニターから間接的に取り込む方法があります．

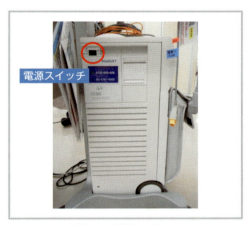

図6　前面パネル

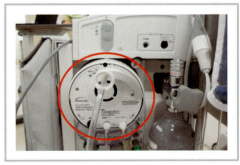

図7　セーフティディスク

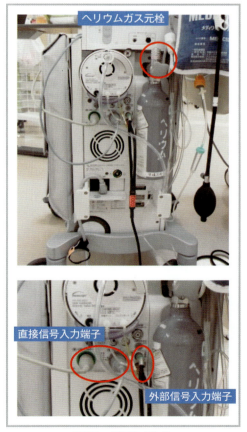

図8　背面パネル

直接心電図を取り込むときには図8の直接信号入力端子に心電図ケーブルを接続します．動脈圧は直接信号入力端子にバルーン先端圧をモニターするトランスデューサケーブルを接続させます．IABP表示画面に先端圧が表示されることを確認し図9の操作パネルにてゼロ調整します．
　外部モニターから心電図と動脈圧を取り込む場合には心電図・動脈圧外部信号入力端子と外部モニターを標準ジャックで接続します．IABPの表示画面に心電図と動脈圧が入力されていることを確認します．動脈圧は外部モニターでゼロ調整されているのでIABPでは必要ありません．

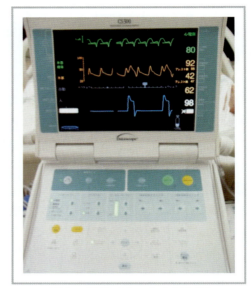

図9　操作パネルと表示画面

③操作パネル

　操作モードを選択しフルオートもしくはオートとします．フルオートであればトリガーモードの選択は必要ありませんが，オートではトリガーモードを選択します．

　アシスト比を選択し，オーグメンテーション調整をします．通常オーグメンテーションはMAXとしますが血管径やバルーンサイズを考慮しメモリを落として使用することもあります．

　スタートを押しIABPを稼働させますが，ヘリウム充填のため数秒稼働までに時間がかかります．

　表示画面でバルーンの拡張と収縮のタイミングを確認します．タイミングにズレが生じている場合には拡張・収縮タイミング調節キーで修正します．フルオートでは調整キーが使用できません．必要であれば操作モードをオートとし調整キーで修正します．

IABP操作のポイント

- 非常用電源で電源を確保し，電源スイッチを入れる
- ヘリウムガスボンベの元栓を開ける
- ヘリウムガス供給ラインを接続する
- 心電図と動脈圧を直接または間接的にIABPへ表示させる
- 操作モード，アシスト比，オーグメンテーション調整を選択しスタートを押す
- 表示画面でタイミングを確認し必要があればタイミング調節キーで修正する

3. 拡張と収縮のタイミング

バルーンの拡張と収縮のタイミングは心電図と動脈圧によって設定されます（**表2**，**図**

表2 バルーンの拡張と収縮のタイミング

	心電図	動脈圧
バルーン拡張	T波の始まり	大動脈弁閉鎖直後（ディクロティックノッチ）
バルーン収縮	QRS波の前	収縮期血圧が最低圧となる点

＊心室細動中にはトリガーができないため固定レートで拡張と収縮を行うこともできます．また，ペースメーカ使用時にはペーシングモードによるパルス波によるトリガーも可能です．

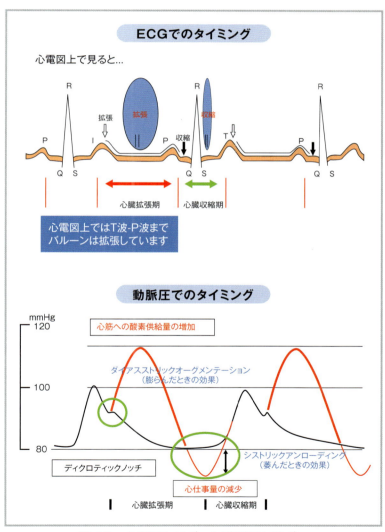

図10 心電図トリガーと動脈圧トリガー
（Getinge Group JAPAN 資料より）

10)．タイミングが適正でないと，かえって後負荷が増加し心臓の負担となります．拡張と収縮のトリガーには心電図と動脈圧があります．

　IABPは血圧上げる装置だと思っていませんか．たしかに，オーグメンテーション圧によってピーク圧が上がり平均血圧は上がりますが，自己圧の最高血圧と最低血圧は適正にIABPが動作していれば低くなります．図11のようにIABPのアシストがないほうが自己圧は高くなります．

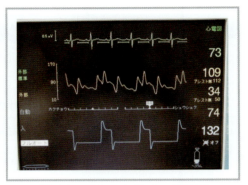

図11　アシスト比1：2波形

　アシストがあり自己圧が下がっているということは抵抗が少ない（後負荷軽減）ということで楽に心臓が動いている証拠です．アシスト比を1：2にすると適正なタイミングになっているか把握しやすくなります．タイミングを確認したいときには比率を下げてみましょう．

4．不適切なタイミング

　IABPはバルーンの拡張と収縮を心電図や動脈圧を取り込み自動で合わせてくれますがタイミングにズレを生じることがあります．この場合，手動でタイミングを調整することが必要です．正常な波形と不適切な波形の違いを見極めることが大切です．

- ●拡張が早い：自己心拍の抵抗になる（後負荷が増加する）
- ●拡張が遅い：拡張期血圧の上昇が少ない（冠動脈血流の増加が少ない）
- ●収縮が早い：左室収縮期直前圧が減少しない（後負荷軽減が得られない）
- ●収縮が遅い：自己心拍の抵抗になる（後負荷が増加する）

　IABPの不適切なタイミングによるバルーンの拡張と収縮は，かえって心臓に負担をかけてしまいます．一度タイミングを合わせたとしても心機能の変化によってタイミングも変わってきてしまいます．IABPを装着しているときには動脈圧の波形を意識してみるようにしましょう（詳細は次項参照）．

参考文献
1) 倉島直樹，他：IABPのメカニズム．Clinical Engineering 22(6)：513-517, 2011
2) 絹川弘一郎：IABPの適応，適応除外と治療の実際．Clinical Engineering 22(6)：518-522, 2011
3) JSEPTIC 特定非営利活動法人日本集中治療教育研究会：CE教材シリーズ Intra-Aortic Ballon Pumping
www.jseptic.com/ce_material/updeta/ce_material_11.pdf（2018年6月閲覧）

（小森正実）

2 管理中の観察のポイント

1. IABP駆動時および駆動中の確認

①駆動トリガーのチェック

IABPの駆動が心電図なのか動脈圧なのかチェックします．このことを確認していないとトラブルの原因になるので注意が必要になります．例えば，心電図トリガー駆動しているのに，清拭やX線撮影時に心電図の電極を外したり，動脈圧トリガーで駆動しているのに，その圧ラインから採血してしまうことで，IABPの作動を一時中断してしまうミスにつながってしまいます．

②駆動のタイミングのチェック

前述したようにIABPの効果は最大で心拍出量の20％です．そのため，最大限効果を引き出すために，バルーンの収縮・拡張のタイミングが重要となってきます．タイミングがズレると，前負荷や後負荷が増大しかえって逆効果になる場合もあるため注意し観察していく必要があります．

近年では，フルオートモードによって至適タイミングで調整できるようになっていますが，そのタイミングの確認として（図12），アシスト比を1：2とし，動脈圧波形と心電図波形で確認することができます．はじめにバルーン収縮のタイミングが拡張終末圧の差が最大になっているか確認します（ポイント1）．次にバルーン拡張のタイミングはディクロティックノッジ（心室拡張期開始期）とオーグメンテーションの開始が一致しているか

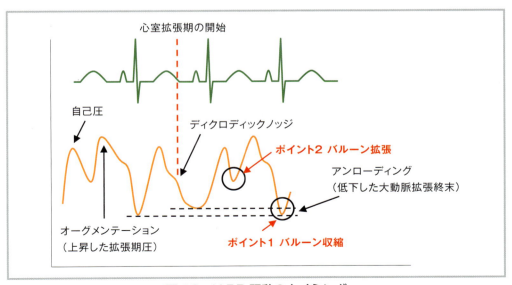

図12 IABP駆動のタイミング

確認します（ポイント2）．

心電図上ではP波の終わり，またはQ波の前でバルーンの収縮を開始し，T波の中間で拡張を開始するのが最適とされています．これらの調節がうまくできてはじめてアンローディング効果による心筋酸素消費量の軽減や，オーグメンテーション効果による冠動脈血流量の増加を得ることができます．

不適切なタイミング設定には以下の4つがあげられます．①バルーン拡張が早すぎる，②遅すぎる，③バルーン収縮が早すぎる，④遅すぎる場合があります．それぞれの波形および生体に及ぼす障害を図13に示します．これらの波形がみられた場合は適切な設定に調節できるよう早急に医師へ報告する必要があります．

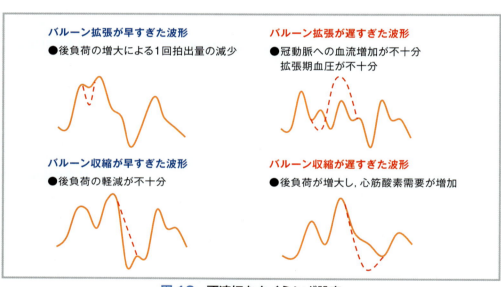

図13　不適切なタイミング設定

表3　IABPのリスク管理

電源	無停電コンセントに接続 バッテリーはフル充電で最大2時間駆動可能
ヘリウムガス	ヘリウムガスの残量確認 ヘリウムガスボンベの交換
駆動条件	心電図，動脈圧の入力方法 トリガーモードの確認 タイミングの確認
カテーテル	挿入部，接続部の確認
モニター画面の確認	波形の確認 アラームメッセージの確認

2. IABPのリスク管理

　IABP施行中はさまざまなリスクを伴うため，リスク管理が重要不可欠です．まず機械の管理（表3）として，電源が無停電コンセントに接続されているか，または外れていないか，ヘリウムガスの残量やカテーテル接続，モニター画面などの確認をしていく必要があります．

　臨床工学技士がどのようなことをチェックしているのか理解し，協働で行っていくことでリスクの回避につながっていきます．患者側としてはバルーンの固定方法が適切であるか，カテーテル挿入側の下肢が屈曲していないか，挿入部に異常はないか確認します（図14）．

　また，体動や下肢の屈曲などにより，バルーンカテーテルがズレる場合があります．そのため，日々行われている胸部X線で，カテーテル先端が適正位置であることを確認する必要があります（図15）．

　バルーン先端位置はバルーンカテーテル先端が鎖骨下動脈から2cm下部，バルーン下

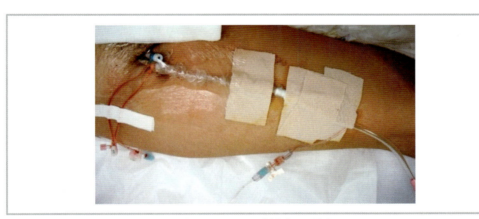

図14 IABP刺入部・固定

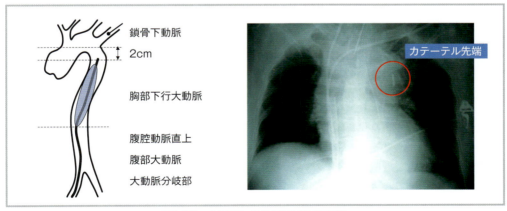

図15 IABPの先端位置の確認

端の位置は腹腔動脈直上部が推奨されています．カテーテルが浅すぎると腹部大動脈でバルーンが拡張することで腹腔動脈，上腸管膜動脈，腎動脈の血流量を減少させ，イレウスや腎不全を併発するリスクが高くなります．そのため，腹部聴診所見など注意深く観察していくことも重要になります．

3. IABP 施行中における合併症

合併症における観察のポイントとその対応を**表4**に示します．

①バルーンリーク（バルーン穿孔とそれに伴うリーク）

バルーンの穿孔により，バルーン内に血液を吸引または血液内にヘリウムガスが混入するなどの問題が起こります．最近では発生率1％以下といわれています．

原因として，石灰化した血管壁への接触による摩滅や，バルーンの複雑な折れ曲がりによる膜材質のストレス，挿入時の操作による損傷などがあげられます．

②下肢虚血

大動脈内バルーンを挿入・留置する大腿動脈の血管径は約5mmです．また，腹部大動脈から大腿動脈の分岐部にかけては石灰化が認められるケースも多く，その場合，血管径がさらに狭小化している可能性があります．

表4 IABP装着中における合併症の観察のポイントと対応

合併症	観察のポイント	対　応
バルーンリーク	・IABPのリークアラームの確認 ・体外チューブ内の血液（赤褐色，粉末状）の有無 ・拡張期におけるオーグメンテーション波形の確認	すべての接続部を確認　リークがあればただちに医師に報告し抜去を検討
下肢虚血	・バルーン挿入側の下肢動脈（足背・脛骨動脈）の触知またはドップラーによる確認，左右差 ・色調，温度差，痛みやしびれなどの自覚症状の有無と程度 ・ミオグロビン尿，茶褐色尿（虚血に伴い横紋筋融解を併発し，ミオグロビンが尿中に検出される）	明らかな血流途絶所見（ドップラー不可，紫色変化）があればただちに医師に報告し，抜去を検討
出血	・カテーテル挿入部位の出血・皮下出血の有無と程度 ・口・鼻腔内，消化管からの出血の有無と程度 ・検査データ（血小板数，Hb，Ht，ACTなど）の確認 ・下肢の屈曲の有無，固定状況など ・血尿，ヘモグロビン尿の有無	刺入部の血餅を除去することで出血を助長するので注意，砂嚢による固定や，アルギン酸などを塗布．医師に報告
感染	・挿入部位局所の感染徴候（発赤，腫脹，疼痛，熱感）の有無 ・検査データ（CRP，WBCなど）の確認．IABP挿入部以外に各種ラインの挿入部の観察を行う．	出血傾向が強い場合，刺入部の消毒は避ける．挿入前の操作が重要．陰部の清潔を保つ
血栓・塞栓	・バイタルサイン（循環動態，不整脈の有無，呼吸状態など），意識レベル，瞳孔所見，胸・腹部X線所見 ・末梢循環障害の徴候（四肢冷感，チアノーゼの有無） ・各臓器障害の有無（肝機能，腎機能，代謝など）	バイタルサインの変調，意識レベル低下などがみられた場合ただちに医師に報告する

③出 血

IABPを施行中は血小板や赤血球が減少することが知られています．さらに抗凝固療法を行うため，出血を生じやすい状態にあります．

④感 染

IABPを必要とする患者は重症である場合が多く，免疫力の低下などから感染を合併す

コラム　なぜヘリウムガスを使用するの？

　IABPの効果を最大限に発揮するために，迅速かつ正確なバルーン拡張・収縮が必要不可欠です．ヘリウムガスは空気・炭酸ガスに比べ分子量が小さいため，拡張・収縮といったバルーン操作に対する反応性が高いことが証明されています．そのため，ヘリウムガスが一般的に使用されるようになりました．しかし，ヘリウムガスは血液に溶けないため，リークが発生し血中に漏出した場合，塞栓を併発するリスクを伴っています．したがって，リークの早期発見が必要となります．

コラム　バルーンリークの際，ガス漏出が稀な理由は？

　穿孔したバルーンからヘリウムガスが血流に漏出するかどうかは，①穿孔のサイズ，②バルーン内圧と血圧のバランス，③穿孔部位における血液の表面張力で決まってきます．穿孔径が大きいほど，血液の表面張力が小さくなるため，小さな圧力差でヘリウムガスが血流に出て行くことになります（図）．したがって，穿孔したバルーンからヘリウムガスが血流に漏出するのにはバルーン内圧が血圧より，高くなっている必要があります．しかし通常，穿孔径が小さければバルーン拡張時において，バルーン内圧が上昇しないよう設定されているため，血液の表面張力を超えヘリウムガスが漏出しないようになっています．

　一方，バルーン収縮時は，バルーン内圧は陰圧になるため，血液は穿孔を通じてバルーン内に進入します．その結果，体外チューブに血液が混入し，バルーンリークの早期発見につなげることができます．

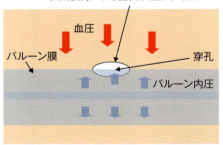

図 血液による表面張力とバルーン内圧

るリスクが高いといえます．さらなる侵襲は患者にとって生命予後に大きな影響を与えてしまいます．したがって，挿入前にはマキシマルバリアプリコーション（滅菌ガウン，滅菌手袋，帽子，マスク，大きな滅菌ドレープの使用）を徹底し，日々のサーベイランスを行うことで，異常の早期発見に努めていく必要があります．

⑤血栓・塞栓

異物が生体内にあることで血栓を形成しやすい状況にあるといえます．そのため，血栓予防として抗凝固療法（ヘパリンを投与）を行っています．抗凝固療法の目安としてはACT（activated coagulation time，活性凝固時間，正常は90〜120秒）を150〜200秒に維持します．バルーンが駆動しない状態が30分続くと血栓がバルーンに付着するといわれています．そのため，アラームによる自動停止時や，IABPからの離脱期には注意が必要となります．

コラム　どの程度狭窄されるの？

通常，大腿動脈から挿入されるシースは7.5Frですから，mmに換算（Fr＝1/3mm）すると，直径で約2.5mmとなります．したがって，カテーテルは面積比で大腿動脈の約1/4以上占有することになります．

このことから，下肢虚血に陥るリスクが高くなります．下肢虚血の観察のポイントとしては，足背動脈の触知，左右差，末梢冷感，下肢の紫色変化（図）などを継時的に観察します．また，虚血に伴う筋崩壊が発生すれば，血清クレアチンキナーゼ（CK）の上昇，ミオグロビン尿など観察することができます．

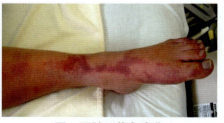

図　下肢の紫色変化

コラム　血小板はなぜ減少するの？

血小板減少が起こる要因としては，①バルーンの拡張・収縮によるもの，②抗凝固療法の副作用などがあげられます．特にバルーンの拡張・収縮は，1日に10万回前後行われているため，その要因が大きいといえます．そのため，血小板，凍結血漿などの輸血が必要になります．

4. IABPからの離脱

　IABPからの離脱の目安には，血行動態指標として，①BP（収縮期血圧）＞90mmHg，②PAWP（肺動脈楔入圧）＜20mmHg，③CI（心係数）＞2.2L/min/㎡．また，臨床的指標においては，①不整脈の消失，②心不全の改善，③尿量0.5mL/kg/h以上保っていることがあげられます．

　離脱方法としては，補助頻度を減少させていく方法（1：1→2：1→3：1）や，バルーン作動容量を減少（100％→75％→50％）させていく方法があります．

　メーカーの推奨ではバルーンカテーテルの留置期間は2週間を限度としています．したがって，循環動態が安定しない場合は，PCPSへの移行やカテーテルの入れ替えが必要となってきます．

引用・参考文献
1）西本泰久：大動脈内バルーンパンピング．EMERGENCY CARE 新春増刊，メディカ出版，pp118-127，2006
2）大槻勝明：IABPの患者ケアのポイント．重症集中ケア 6(1)：145-155，2007
3）山中源治，他編：基本から学べる体外循環．重症患者ケア 4(3)，2015
4）道又元裕，他編：ICUでよく使う機械の入門・実践を看護師の視点で解説 IABP・PCPS．重症集中ケア 16(5)，2018
5）道又元裕，他編：補助循環の理解とケア．重症集中ケア 11(3)，2012

（大槻勝明）

3 アラーム対応とトラブルシューティング

　IABP は循環補助をしている生命維持装置の一つであり，トラブル発生時には生命維持に直結するリスクを伴っています．そのため，アラームの種類，原因，対処方法について熟知し，的確に対応できるようトレーニングすることが重要になります．

> アラームが鳴ったら，まずベッドサイドに行き，患者のバイタルサインや状態をチェックします．その後，IABP の駆動状況やアラーム原因を確認します．

　通常，IABP のアラームが作動した場合，作動に問題がないアラームではバルーンの駆動は停止しませんが，

> 重大なアラームではバルーンは収縮した状態で停止します．

　バルーンが 30 分以上駆動しない状態では，バルーン表面に血栓が形成されるため，注意して対処する必要があります．

　重大なアラームには①血液検出・急速なガス漏れ・IABP 回路漏れなど回路リークを示すもの，②IABP 接続不良・IABP カテーテル要点検など回路接続に関するものがあげられます．その他，代表的なアラームには，③オーグメンテーション異常，④トリガー異常，⑤ボンベ残量低下，⑥バッテリーアラームなどがあります．安易にアラームを消去してしまわないよう注意し，アラームの原因について検索し対処していくことが重要です．

1. ヘリウムガスリーク

　ガスリークにはバルーン損傷・ラインの緩み・装置内でのリークが考えられます．アラームと同時にバルーン内圧波形には図16のようなベースラインの低下がみられます．ヘリウムガスがリークし装置に戻りきらないためベースラインが下がっていきます．

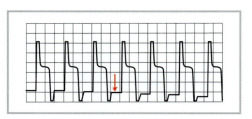

図16 ガスリーク時のバルーン内圧波形

①バルーン損傷（図17）

　バルーン損傷の多くが石灰化した血管との接触によって起こります．バルーンが損傷した場合，ヘリウムガスが血管内に漏れ出ることもあります．また，血液がヘリウムガスラ

インに入り込み閉塞させたり装置の故障を起こす可能性もあります．

> ガスラインに血液を確認したらバルーンの交換をしましょう．

②ヘリウムガスラインの緩み（図18）

　ヘリウムガスラインの一部はルアーロックにはなっていません（図18）．これはベッド移動や体位変換時にラインにテンションがかかった場合，ここが抜けるようになっているからです．挿入カテーテルが抜けては危険なため，ある程度の力でここが抜けるようになっています．

> しかし，ルアーロックよりも抜けやすいため注意が必要です．また，ガスラインの途中の三方活栓からもリークすることがあるので向きにも注意しましょう．

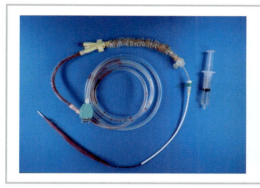
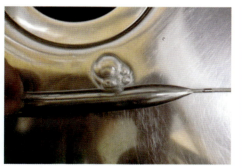

図17 バルーンの血液混入とガスリーク（Getinge Group JAPAN 資料より）

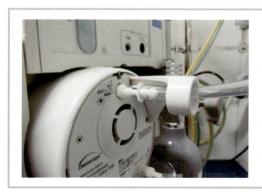
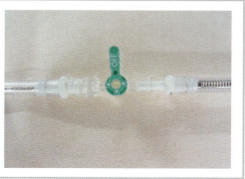

図18 ヘリウムガスライン接続部とライン中の三方活栓

③装置内の緩み

　装置移動時の振動などで装置内の接続が緩む場合もあります．定期点検や部品交換など取扱説明書に沿ったメンテナンスを行うことが重要です．

> バルーンリークや接続不良がなくアラームが続く場合には装置を交換しましょう．

2. ガスライン閉塞

　ヘリウムガスラインが閉塞しているとバルーン内圧波形が変化します．正常波形でみられるオーバーシュートとアンダーシュートが平坦化してしまいます（図19）．体内・体外でのヘリウムガスラインの折れ，三方活栓の向きによる閉塞などが考えられます．

> 体位変換時には挿入下肢の屈曲に注意し，ベッド柵での閉塞に注意しましょう．

3. トリガー不能

　拡張と収縮のタイミングが適正でない場合，かえって心臓に負荷がかかってしまいます．適正なタイミングが得られる信号を装置に入力しましょう．

①心電図のノイズ

　心電図にノイズが混入すると心電図トリガーではうまくタイミングを合わせることができません．

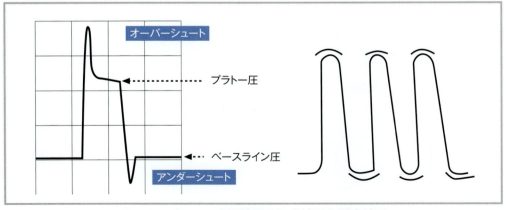

図19　バルーン内圧波形の正常波形と閉塞波形

ノイズがみられる場合には心電図の電極やコードの接続を確認しましょう．また，電気メスを使用する場合にはノイズが混入してしまうため動脈圧トリガーに切り替えておきます．

②先端圧波形のなまり

　IABP の先端が先当たりしたり血栓閉塞をしてしまうと動脈圧波形がなまってしまったり脈圧が表示されなくなります．X線で位置の確認やシリンジでラインの詰まりを確認しましょう（図20，21）．

圧ラインが長い，または輸液用の延長ラインを使用すると圧波形がなまってしまいディクロティックノッチ（大動脈弁閉鎖圧波形）が消失してしまいタイミングが適切に調整できません．圧ラインは最短で低コンプライアンス（硬い）ラインを使用しましょう．

4. バッテリー低下

　IABP にはバッテリーが搭載されているため，稼働しながらの移動が可能です．移動後

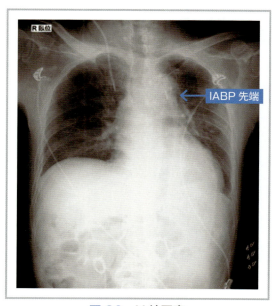

図20　X線写真

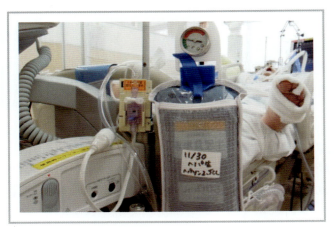

図21　先端圧トランスデューサー

に電源接続を忘れるとバッテリー低下で停止してしまいます．

> バッテリー稼働時間は約60〜90分となっているので，その間に電源を確保しましょう．また，使用していなくても常に充電しておき，メーカー推奨のバッテリー交換をしておきましょう．

5. ヘリウムガス低下

　IABPは定期的にバルーンとヘリウムラインのヘリウムガスを入れ替えます．そのためガスボンベが徐々に減っていきます．ヘリウムガス低下のアラームが鳴ってからでも十分間に合いますが，早めに交換しましょう．

> ボンベの交換はIABP動作中でも可能です．ボンベの元栓を閉め，新しいボンベへと交換します．また，ガスボンベのパッキンが劣化しているとガスが漏れてしまいます．定期点検時にチェックし劣化していれば交換しましょう（図22）．

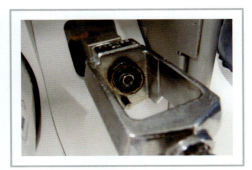

図22　ヘリウムガスパッキン

参考文献
1) 倉島直樹, 他：IABPのメカニズム. Clinical Engineering 22(6)：513-517, 2011
2) 絹川弘一郎：IABPの適応, 適応除外と治療の実際. Clinical Engineering 22(6)：518-522, 2011
3) JSEPTIC特定非営利活動法人日本集中治療教育研究会：CE教材シリーズ Intra-Aortic Ballon Pumping
www.jseptic.com/ce_material/updeta/ce_material_11.pdf（2018年6月閲覧）

（小森正実）

Part 3
PCPS・ECMO

PCPS

　経皮的心肺補助（percutaneous cardio-pulmonary support：PCPS）は，大腿静脈から右心房に挿入された静脈カニューレから静脈血を遠心ポンプで脱血し，人工肺で酸素化し動脈カニューレから大腿動脈に送血して循環を補助することにより，低心拍出状態にある不全心を補って全身循環を維持することができます．また，PCPS は V-A ECMO（Veno-Arterial extra corporeal membrane oxygenation）と同じであり，ECLS（extracorporeal life support）とも呼ばれています．

PCPS はどんなときに使うのか

PCPS の適応

　PCPS の適応は，急性心不全診療ガイドラインの中で，機械的補助循環は薬物治療抵抗性の難治性心不全患者に用いると記載されています．具体的には急性心筋梗塞や急性心筋炎などの心原性ショック，急性冠症候群の冠動脈形成術（percutaneous coronary intervention：PCI）中の補助循環，開心術後急性心肺不全による人工心肺離脱困難症例の心肺補助，薬物に反応しない重症不整脈症例，急性肺塞栓症による循環虚脱時の心肺蘇生，肺や気管支手術における呼吸補助，重症呼吸障害，偶発性低体温による循環不全などになります（表1）．

表1　PCPS の適応疾患

診療領域	PCPS 適応疾患
救急領域	①心肺停止（難治性の致死性不整脈）
	②偶発性低体温による循環不全
外科領域	①重症心不全例における術前，麻酔導入時の循環補助
	②開心術後心不全症例に対する補助循環
	③大血管手術における補助循環
	④呼吸器外科における呼吸・循環補助
	⑤心不全あるいは呼吸不全を合併するその他の外科手術症例
内科領域	①急性冠症候群の冠動脈形成術中の補助循環
	②劇症型心筋炎
	③薬剤抵抗性心不全
	④難治性の致死性不整脈（心室細動や心室頻拍）
	⑤急性肺動脈血栓塞栓症

ECMO

　機能不全に陥った生体肺の代行を体外循環，人工肺で行う治療法は，人工肺として一般に膜型肺が用いられるためこの治療法を体外式膜型人工肺（extracorporeal membrane oxygenation：ECMO）と呼びます．ECMOには静脈脱血-動脈送血を行う心肺補助のV-A ECMOと静脈脱血-静脈送血で血液の酸素化を行うV-V ECMOがあります（図1）．V-A ECMOについてはPCPSと同様であるため，ここではV-V ECMO（以下，ECMO）について述べていきます．ECMOは循環の補助はできません．しかし，肺循環が減少してしまうPCPSと比較して，ECMOは酸素化された血液を肺に流せるという利点があります．また，血流障害，塞栓症などの合併症が少ないことも利点の一つです．

ECMOはどんなときに使うのか

ECMOの適応

　ECMOの適応は，心機能が保たれている重症呼吸不全の患者に用いられます．具体的には，重症肺炎（細菌性肺炎，ウイルス肺炎，カリニ肺炎など），ARDS，外傷による肺損傷などになります．また，気管挿管，高濃度酸素療法，PEEPによる機械換気，肺理学療法，さらにジェットベンチレーションなどの特殊人工呼吸の施行にもかかわらず，低酸素状態の改善がみられない症例が適応となります．

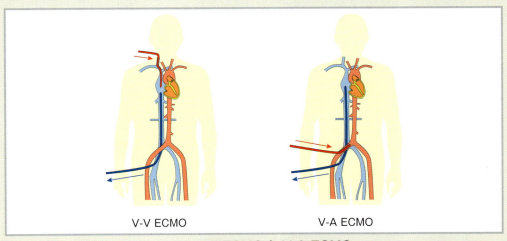

図1　V-V ECMOとV-A ECMO

（上澤弘美）

1 原理と回路

1. PCPS

　PCPS は人工肺，遠心ポンプとブラッドアクセスの送脱血カニューレからなる閉鎖回路の体外循環装置です．人工肺により酸素の供給と二酸化炭素の排出を行い，遠心ポンプによって循環補助を行います．カニューレは経皮的に大腿動静脈に挿入されます．脱血カニューレ先端は右心房まで達し，送血カニューレは大腿動脈から心臓へ向けて送血されます（図2）．

2. ECMO

　ECMO は呼吸と循環を補助する V-A ECMO と呼吸を補助する V-V ECMO に分けられます．

> V-A ECMO と V-V ECMO の違いは送血が A（動脈）か V（静脈）かのみです．日本では V-A ECMO を PCPS と呼び V-V ECMO を ECMO と呼ぶことが多いです．

　しかし ECMO では自己肺の回復に長期間（数週間）かかることもあり，使用されるデバイスは長期使用型の人工肺や遠心ポンプが推奨されます．

　2009 年に世界的に流行したインフルエンザ（H1N1）では日本の生存率が低かったとされています．原因として，その当時日本に普及していた PCPS 装置と回路のセットが長期使用型のものではなくカニューレも他国と比べ小さいサイズであったため ECMO の長期

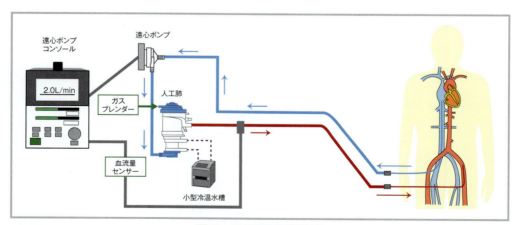

図2　PCPS 回路構成

管理が難しかったからとされています．現在では各社から長期使用の人工肺や遠心ポンプが販売され，さらに日本でのECMOプロジェクトの発足によりECMO管理が確立されつつあります．

① ECMOのカニュレーション

ELSO*では大腿静脈脱血・右内頸静脈送血を推奨しています．右内頸静脈脱血は流量確保しやすいというメリットもありますが，リサーキュレーション（再循環）も多くなるというデメリットもあります（図3）．

* ELSO（extracorporeal life support organization）：ECMOに関連する国際的組織でありECMOのガイドラインを提示している．

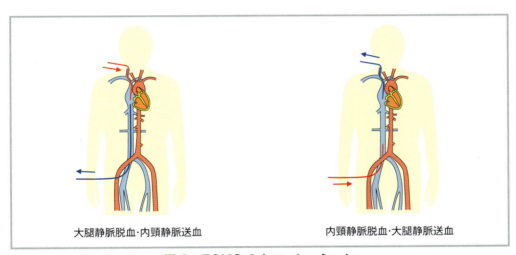

図3　ECMOのカニュレーション

3. 人工肺

人工肺（図4，5）は数万本の中空糸（図6）と熱交換器からなります．人工肺入口へ流入した血液は熱交換器によって温度調整されます．冷温水槽（図7）の水温を設定することで体温を調節することできます．その後，血液は中空糸の層へ流れます．

血液は中空糸の外側を流れブレンダーガスが中空糸の内側を流れるようになっています（外部灌流型中空糸）．中空糸の膜は疎水性の膜となっており血液を通さずガスだけが通り，酸素や二酸化炭素が濃度拡散によって移動します．また血液中の水分も水蒸気として膜を通り排出されます．

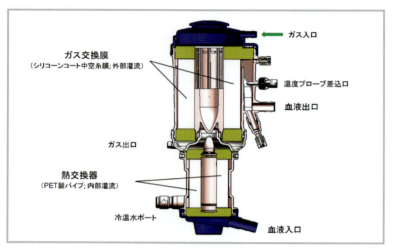

図4　人工肺内部構造
（写真提供：泉工医科工業）

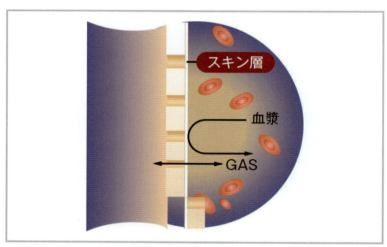

図5　人工肺膜構造
（写真提供：テルモ）

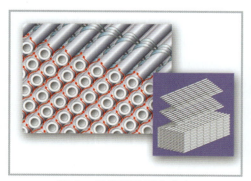

図6　外部灌流型中空糸
（写真提供：ニプロ）

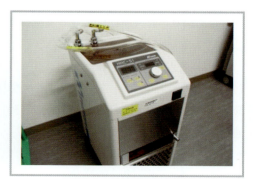

図7　冷温水槽

4. 遠心ポンプ

　遠心ポンプは圧力発生型のポンプです．流量を固定することはできず，回転数が同じでもポンプ前後の抵抗によって流量が変化します．必ずしも回転数と流量が比例しないため装置には流量計が必要です．

　回転数と回路の折れやカニューレの先あたりで抵抗は増加し血流量は減少しますが，過剰な圧力はかかりません．そのため回路の破裂が起きにくく安全面に優れています．PCPSまたはECMOのポンプとしてローラーポンプではなく遠心ポンプが使用されているのはこのためです．また，遠心ポンプは溶血が少ないこともメリットの一つです．

①遠心ポンプヘッド（図8）

　血液は遠心ポンプヘッド中央部から流入し，毎分数千回転する回転子によって血液も回転します．そのとき発生する遠心力によって外側の出口へ血液が吐出されます．遠心ポンプ入口（脱血側）は陰圧となり出口（送血側）は陽圧となります．この陰圧と陽圧を合わせた圧を揚程といい細いカニューレを使用したり遠心ポンプを高回転させると揚程は高くなります．揚程が高いほど血球へのダメージは大きくなります．

②コンソール（図9）

　遠心ポンプ装置の本体であり，回転数の設定と血流量の表示がされます．またアラーム（血流量や回転数の上下限）の設定ができます．バッテリーが搭載されており約1時間の稼働が可能です．

③ドライブユニット（図10）

　モーターによってドライブユニット内部のマグネットが回転し，ポンプヘッドのマグネットがひきつられ回転します．コンソールから切り離せることで回路構成の自由度が増し患

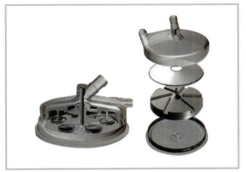

図8　遠心ポンプヘッド内部構造
（写真提供：テルモ．キャピオックス® 遠心ポンプ）

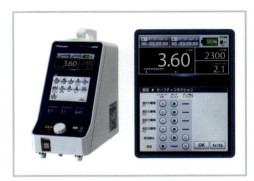

図9　コンソール
（写真提供：テルモ．キャピオックス® 遠心ポンプコントローラーSP-200）

者搬送や CT 撮影には患者に合わせて移動することができます．

5. ガスブレンダーと酸素ボンベ

ガスブレンダー（図 11）はガス流量と F_IO_2 を設定できます．人工肺出口からの血液ガスデータによって下記の表 2 のように調整します．

> ブレンダーは酸素と空気配管が必要となります．そのため PCPS 装着中の患者を搬送する場合にはブレンダーが使用できなくなるため酸素ボンベに切り替えます．酸素ボンベには移動時間に十分な残量があるか確認しましょう．

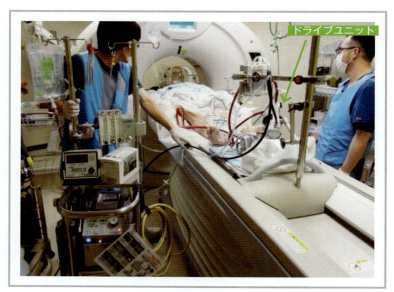

図 10　PCPS 装着患者の CT 撮影

表 2　ガスブレンダーの調整

血液ガス分圧	ガスブレンダー設定
PO_2 を上げる	F_IO_2 を上げる
PO_2 を下げる	F_IO_2 を下げる
PCO_2 を上げる	ガス流量を下げる
PCO_2 を下げる	ガス流量を上げる

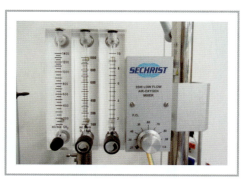

図 11　ガスブレンダー

6. カニューレ（図12）

　送血カニューレは約20cmほどの長さで太さは約14〜18Frとなり大腿動脈に挿入されます．脱血カニューレは約60cmと長く挿入部位は大腿静脈ですが，カニューレ先端は右房まで達します．太さは約20〜24Frと送血カニューレよりも太く側孔があります．カニューレにはキンク防止のコイルの入ったものもあります．脱血不足になると流量低下（図13）や溶血の原因となるのでなるべく太いサイズのカニューレを選択します．

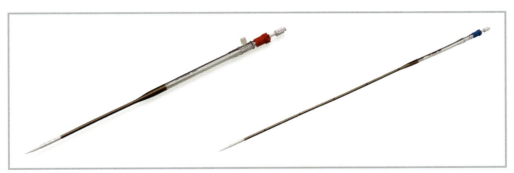

図12　送血カニューレ（左）と脱血カニューレ（右）
（写真提供：日本メドトロニック．左：コルティバ Bio-Medicus® フェモラルカニューレ 経皮的挿入カニューレ（動脈用），
右：コルティバ Bio-Medicus® フェモラルカニューレ フェモラルカニューレ（静脈用））

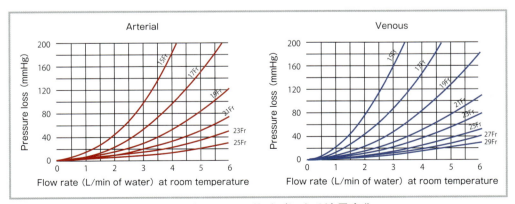

図13　カニューレサイズによる流量変化
（写真提供：日本メドトロニック）

7. コーティング

　PCPSやECMOの回路には血栓防止のコーティングが施されています．そのためACT（activated coagulation time，活性凝固時間）200秒程度で体外循環が可能となっています．過剰な抗凝固管理をしないことで合併症である出血のリスクが軽減できます．コーティングにはヘパリンコーティングと高分子ポリマーがあります．

①ヘパリンコーティング（図14）
　イオン結合法または共有結合法によって素材の表面にヘパリンをコーティングさせています．

②高分子ポリマー（図15）
　ヘパリンを使用せずポリ（2-メトキシエチルアクリレート）（PMEA）でコーティングされ蛋白質や血小板の吸着を抑制し抗血栓性を有しています．その他にも各社独自のコーティングが存在します．

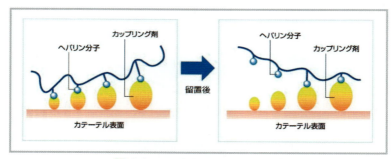

図14　ヘパリンコーティング
（写真提供：ニプロ）

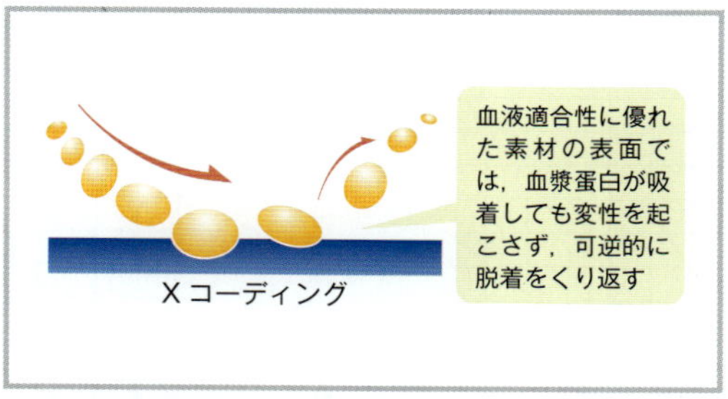

図15　高分子ポリマー（Xコーティング®）
（写真提供：テルモ）

（小森正実）

2 装着の準備

1. PCPS 必要物品

①使用機材
(1) PCPS 本体，回路
(2) 送脱血管（図16，17）
・送血管：15Fr，16.5Fr
・脱血管：19.5Fr，21Fr
(3) PCPS 挿入器械キット

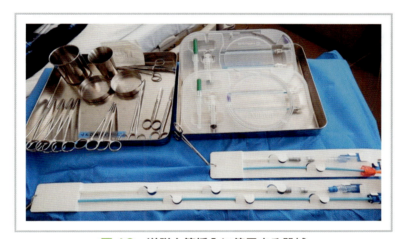

図16 送脱血管挿入に使用する器械

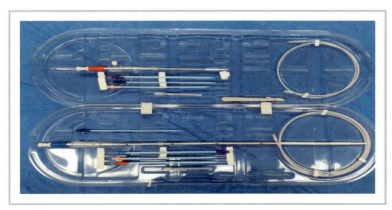

図17 送血管（上）と脱血管（下）

(4) 清潔物品
- クリーントレー (3) × 1
- メッキンドレープ・吸ラミ 155 × 180cm × 3
- メッキンドレープ・吸ラミ丸穴 T 120 × 120 cm × 2
- HOGY オイフテープ 75 × 400mm 4 枚入 × 1
- 50mL ロックシリンジ × 3
- 20mL シリンジ × 3
- 18G 注射針 × 2
- 23G カテラン針 × 2
- 0 号絹糸 × 1
- エコープローブカバー × 1
- ヘパリン入り生食（生食 500mL ＋ヘパリン 5mL）

②人員
最低必要人員：術者 2 人，記録係および外回り（看護師）1 人，臨床工学技士 1 人（可能なら，器械出し 1 人）（図 18）

2. PCPS 導入手順

①清潔なものを出す
- 清潔な布
- ヘパリン入り生食（生食 500mL ＋ヘパリン 5mL）

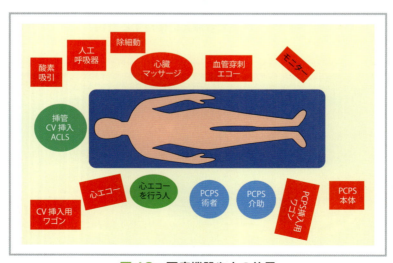

図 18　医療機器や人の位置

- シリンジ（ロック付 50mL × 2 本，ロックなし 20mL × 2 本）
- ガーゼ
- 覆布テープ
- エコープローブカバー
- 送血管（図 19）
- 脱血管（図 19）
- 0 絹糸

②カニュレーションの準備

③術野の消毒
- ポビドンヨードもしくはヘキザックアルコールで臍下から両大腿部まで消毒
- 陰部もしっかりと消毒

④清潔な覆布をかける

⑤エコー（図 20）の準備
- エコー本体は，患者の左側に置く
- 血管穿刺用プローブに清潔なエコーカバーを付ける

⑥送血管・脱血管の準備
- ヘパリン生食を流してすべりをよくしておく
- ダイレーターとカニューレを組み立てておく

⑦送血管挿入

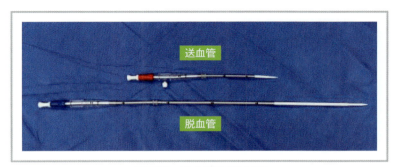

図 19　送血管と脱血管

⑧ 脱血管挿入

⑨ PCPS 回路を術野に上げる
・赤…動脈側，青…静脈側

⑩ 送血管を接続
・送血管が抜けないようにしっかり保持する
・空気をなるべく入れないようにヘパ生食をたらしながら接続

⑪ 送血管のエア抜き
・側管に 50 cc ロックシリンジを付け，ゆっくり血液を吸引して空気を抜く
＊ここでエアが残ると脳梗塞を起こします

⑫ 脱血管接続
・細かい手順は送血管接続と同じ．脱血管のエア抜き

⑬ 遮断鉗子を外して体外循環開始（図 21）
・エア抜きが終了したら，術野の遮断鉗子をすべて外す
＊ポンプ側で遮断してあるので逆流しません

⑭ 体外循環開始
・ポンプ回転数を上げる

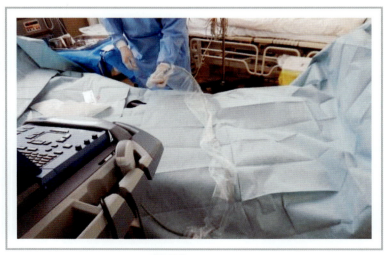

図 20　エコー

- 2,000rpm くらいになったら遮断解除して循環開始
- 送血・脱血回路の血液色に注意
* A-A や V-V になっていると両方赤くなる
* V-A になっていると脱血は黒く，送血は赤い

⑮送血管・脱血管を縫合固定

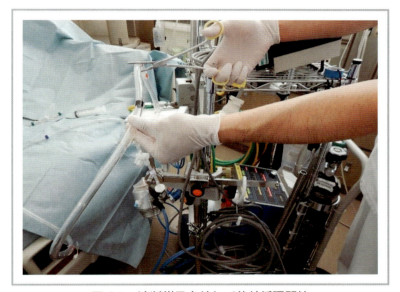

図21　遮断鉗子を外して体外循環開始

（上澤弘美）

3 管理中の観察のポイント（PCPS）

1. チューブ管理

　PCPSは極めて重篤な患者に用いる生命維持装置の一つであるため，チューブの屈曲や損傷，カニューレの誤抜去などが生命に直接かかわってくるため，チューブトラブルがないように観察を行っていく必要があります（図22）．

> 体位変換や処置前後には，循環血液量や自己心拍出量，回路抵抗などにより遠心ポンプ流量が変化するためチューブ屈曲の有無，脱血管の振動，血栓に注意して観察します．

　また，患者の身体を動かすことで，カニューレの血管刺入部位からの出血やチューブトラブルが生じる可能性があるため，チューブとPCPS本体の間は余裕をもたせる必要があります（図23）．

2. ACT（活性凝固時間）

> 血栓の形成をしないよう循環を維持させるためには，PCPSの回路がヘパリンコーティングされていれば180秒前後，ヘパリンコーティングされていなければ250秒前後のACTが適当です．

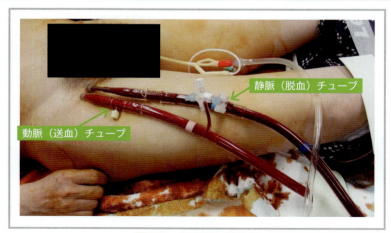

図22　PCPS刺入部

3. 意識

PCPS挿入中は人工呼吸器管理がされていることもあり鎮静・鎮痛が行われます．

> 鎮静スケール（Richmond Agitation Sedation Scale：RASS，表3）などを用いて，適切な鎮静・鎮痛管理ができているか観察していく必要があります．

また，PCPS管理中は補助循環が行われていますが，脳灌流圧が維持できているか確認するためにも血圧とともに瞳孔所見や神経学的所見をしっかりと観察していく必要があります．

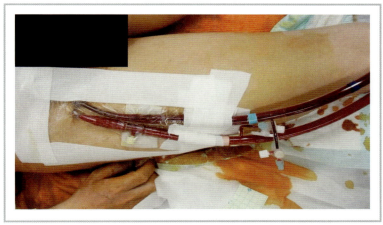

図23　PCPS挿入後の固定（例）

表3　RASS（Richmond Agitateion Sedation Scale）

+4	好戦的な	暴力的な，スタッフに対する差し迫った危険
+3	非常に興奮した	チューブ類またはカテーテル類を自己抜去：攻撃的な
+2	興奮した	頻繁な非意図的な運動，人工呼吸器ファイティング
+1	落ち着きのない	不安で絶えずそわそわしている，動きは活発ではない
0	意識清明な 落ち着いている	
−1	傾眠状態	完全に清明ではないが，呼びかけに10秒以上の開眼およびアイ・コンタクトで応答する
−2	軽い鎮静状態	呼びかけに10秒未満のアイ・コンタクトで応答
−3	中等度鎮静状態	呼びかけに動きまたは開眼で応答するがアイ・コンタクトなし
−4	深い鎮静状態	呼びかけに無反応，しかし，身体刺激で動きまたは開眼
−5	昏睡	呼びかけにも身体刺激にも無反応

4. 呼 吸

① SpO$_2$

　SpO$_2$プローブは心臓からより近い位置で測定するという目的で，患者さんの自己肺を通って心臓から拍出された血液の酸素飽和度を反映させるために右指に装着されているか確認が必要です．

> 左指での測定では，心臓からの血流とPCPSからの血流が混ざってしまうため正確な評価ができないので注意が必要です．

②血液ガス分析の値

　血液ガス分析はPaO$_2$が150〜160mmHg程度になるようなできる限り低い吸入酸素濃度となっているか検査値を確認します．また，低炭酸ガス血症にならないように注意して観察を行っていく必要があります．

> 低炭酸ガス血症は脳血流の減少をきたすため特に注意が必要です．

5. 循 環

　PCPS挿入中の混合静脈血酸素飽和度（SvO$_2$）は必ずしも指標となるわけではありませんが，心拍出量，代謝機能，人工肺の影響による酸素化の影響などを確認することができます．PCPS挿入中のSvO$_2$の目標値は70％以上のため，SvO$_2$が70％以上であるのか観察していくことが必要です．また，平均動脈圧を60mmHg以上に保てるようにしていきますが，左心室の駆出がない場合は，IABPを併用すると脈圧が得られるようになります．また，中心静脈圧は2〜10mmHgとし，ボリューム不足による脱血不良やボリューム過剰による肺水腫に注意していく必要があります．

　血液透過性の亢進，出血による循環血液量の低下をきたしやすい状況であるため，臓器環流が維持されているか尿量を観察していく必要があります．目標は尿量≧0.5〜1mL/kg/hになりますが，尿量が得られない場合は，持続的血液透析濾過（continuous hemodiafiltration：CHDF）を行うことがあります．

> 動脈硬化が強い場合は，刺入部動脈の血流低下で刺入部末梢の虚血（チアノーゼや壊死）を起こす危険性が高いため厳重な観察が必要です．

6. 体温

体外循環中は温度調節を行うことが可能ですが、血液が室温にさらされるため低体温になりやすい状態です。体温が維持できているか確認し、室内の温度調整や保温に努めていく必要があります。

7. データ

PCPS挿入時には、出血や希釈により貧血となることがあります。必要時には輸血などの処置が必要となる場合があります。

> 採血によるデータをしっかりと確認し（表4）、必要時には医師に報告し対応していく必要があります。

8. 心機能の評価

前負荷を極度に低下させている場合は、心筋生存能（viability）にかかわらず左心室の動きは低下します。離脱を行うために左心機能を評価するには、ある程度補助流量を減らしたうえで、循環動態や心筋の収縮状態を評価します。

9. 機器・回路・設定の確認

駆動装置で回転数、血液量、酸素ブレンダーで酸素濃度、酸素流量を確認します（図24, 25）。

また、チューブ管理でも述べたように、回路の屈曲や振動の有無や送脱血管の血液の色調、人工肺の性状についても確認します。循環血液量が減少すると脱血抵抗が上昇することで脱血流量が確保できず、回路内やポンプ内でのキャビテーションを誘発し、陰圧による溶

表4 PCPS挿入中のデータ目標値

PaO_2	≧80mmHg	ACT	200秒前後（150秒まで許容する場合もある）	Hb	>10g/dL
$PaCO_2$	35～50mmHg			血小板	>8万/μL
BE	0±5	ATⅢ	80～120%	Hct	>40%
Lactate	≦2.0mmol/L	K^+	>4.0mEq/L	フィブリノーゲン	250～300mg/dL
SvO_2	>70%	ビリルビン	≦1.5mg/dL	Alb	>3.0g/dL（～4.0g/dL）

血を生じることから振動が起こります．また，遠心ポンプの軸の血栓形成による影響から金属音が生じます（図26）．

10. 感　染

カニューレが挿入されていることにより，感染を起こす可能性があります．そのため，ケアや包交時には清潔行為を徹底し，感染防止に努めます．

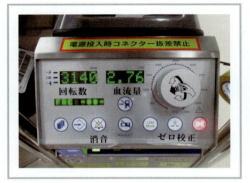

図24　駆動装置

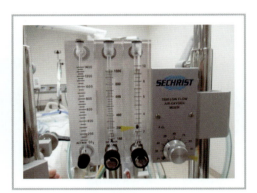

図25　酸素ブレンダー

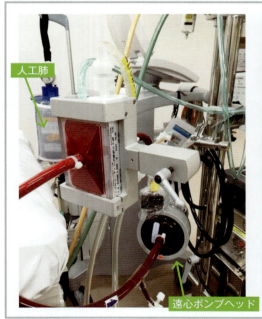

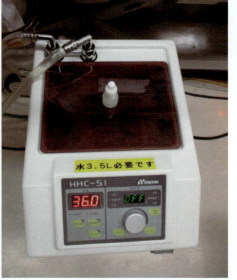

図26　熱交換器

（上澤弘美）

4 管理中の観察のポイント（ECMO）

1. チューブ管理

PCPSと同様に，チューブの屈曲や損傷，カニューレの誤抜去などのチューブトラブルがないように観察を行っていく必要があります．

> 体位変換や処置前後には，必ずチューブの刺入部の位置や血管刺入部位からの出血に注意します．また，頸部に挿入されている脱血管は首の位置によって屈曲しやすく，固定もしにくい場所なのでしっかり観察します．

2. ACT（活性凝固時間）

ACTは250秒前後に調整する必要があります．しかし，ヘパリンコーティングされていればもう少し低く調整しても大丈夫です．

3. 意 識

ECMOを導入する際には，侵襲的処置に伴う苦痛の緩和のため鎮痛・鎮静を行います．その後，状態が安定してきたら鎮静を浅くしていきますが，そのとき，患者にとって苦痛が少なく，心地よい呼吸器設定となるようにしていく必要があります．

> RASSによる意識レベルの確認はもちろんのこと，NRS（Numerical Rating Scale）やVAS（Visual Analog Scale）などの疼痛スケールで評価していくことも必要です．また，CAM-ICU（Confusion Assessment Method for the ICU），ICDSC（Intensive Care Delirium Screening Checklist）などのせん妄アセスメントツールを用いて，せん妄を評価することも重要です．

①数的評価尺度（Numerical Ranking Scale：NRS，図27）
・痛みの強さを0～10までの11段階として，現在感じているペインスコアを口頭で伝える．

②視覚的アナログ尺度(Visual Analog Scale：VAS，図28)

・長さ100mmの線を引いた細長い紙（など）を患者に見せる．
・左端は，無痛 "no pain"，右端はこれまで感じた最悪の痛み "the worst pain I ever felt" と説明して，現在感じる痛みの程度を被検者に鉛筆（など）で示してもらう．
・100mmを10等分し，痛みがどの領域にあるかを判定する（11段階評価）．
・長さを測定する（裏に目盛りがあり，読みとる）（100段階評価）．

4. 呼 吸

人工呼吸器による肺障害を避けるために，呼吸器設定は $F_iO_2 < 0.4$，換気回数 < 10回/min，PEEP 5～15cmH$_2$O，PIP < 25cmH$_2$O と可能な限り設定を低くすることが必要です．また，動脈血酸素飽和度（SaO$_2$）は80％台となります．

> 看護ケアでは，医師の指示の下でしっかりと体位ドレナージを行い，口腔内の清潔を保つために口腔ケアを行っていく必要があります．

5. 循 環

ECMO管理中は平均動脈圧70mmHg以上保てるように管理していきます．また，肺高血圧症，心嚢液貯留，不整脈により心拍出量低下を引き起こすことがあります．そのような場合はPCPS（VA ECMO）へ移行することもあるため，モニター監視が重要となってきます．

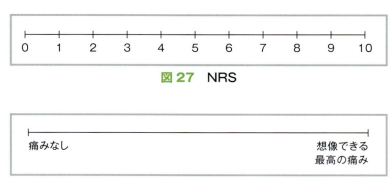

図27　NRS

図28　VAS

6. データ

PCPSと同様に，太いカニューレが挿入されており，抗凝固薬も投与されていることから出血傾向があります．

> 採血によるデータ（表5）をしっかりと確認し，必要時には医師に報告し対応していく必要があります．

7. 水分バランス

ECMO導入時は水分が過剰となることがあります．そのため，毎日の体重測定を行い体重の変化を確認していくことが必要です．また，浮腫の有無やCVP（中心静脈圧）が10～12mmHgであるかをみていくことも必要です．

8. 栄 養

重症呼吸不全患者は，水分過多，低酸素，循環不全などにより，腸管蠕動が低下している状態です．そのため，腸管の動きがあるならば経腸栄養を，腸管が動いていないのなら経静脈栄養を早く始める必要があります．

> その際，胃管からの排液の性状や量，腸蠕動運動の有無などを確認します．

9. 感 染

PCPSと同様にカニューレが挿入されていることにより，感染を起こす可能性があります．

表5 ECMO挿入中のデータ目標値

Hb	> 12 g /dL	LDH	120～245U/L
血小板	> 8万/μL	総ビリルビン	0.2～1.0mg/dL
AST(GOT)	10～40U/L	APTT	50～80秒
ALT(GPT)	5～45U/L	AT Ⅲ	> 80%
SvO_2	> 70%	Alb	> 3.0g/dL（～4.0g/dL）

> そのため，ケアや包交時には清潔行為を徹底し，感染防止に努めていかなくてはなりません．

10. 患者・家族への対応

　患者は集中管理が必要なために特殊な環境下で治療を受けることになります．そのため患者はストレスフルな状態となるため，ストレスの緩和が重要となります．また，脱血側が抜けた場合は回路内に空気が大量に入り，送血側が抜けた場合は，大量出血による血圧低下が生じてしまいます．そのため，awake(覚醒状態)の患者自身に状況や現在行っている治療の説明を行い，カニューレの自己抜去を起こさぬように説明していく必要があります．

> また，家族は特殊な環境下で治療を受けている患者を見ることで不安が生じます．そのため，家族に寄り添う姿勢，家族への情報提供など家族のニーズに沿った看護介入を行っていく必要があります．

（上澤弘美）

5 アラーム対応と トラブルシューティング（PCPS）

　PCPS が装着中はさまざまな ME 機器（輸液ポンプ，シリンジポンプ，人工呼吸器，IABP など）を使用しているため，電源コードや各種ラインの接続を確認するとともに，ベッド周辺を整理整頓することが必要です．

> 特に重要な ME 機器の場合は，無停電のコンセントにつなげておくことが必要です．万が一，コンセントが抜けてしまった場合は必ずアラームが鳴ります．充電が十分にされている状態で約 1 時間はバッテリー駆動で動いているため焦らずに対応していきましょう．

1. ポンプの停止

　ヒューマンエラー，遠心ポンプの凝血，偶発的な装置の故障などの原因により遠心ポンプが停止することがあります．ヒューマンエラーではコンセントの外れが考えられますので，コンセントが外れていないかを確認していく必要があります．遠心ポンプの凝血でポンプが停止した場合は，遠心ポンプの回転軸からの摩擦熱の発生や，抗凝固薬の用量不足による血栓の形成が考えられます．

> 遠心ポンプが止まってしまった場合は，まず送血回路をクランプし，逆流しないように努めていくことが必要です．その後，手回し用ハンドルを使用し，回転させてから送血回路のクランプを外して再開させていきます．いずれにせよ，ポンプの停止は生命予後に直結するため，ただちに医師および臨床工学技士に報告し対応します．

2. 空気誤送血

　脱血回路に強い陰圧が発生しているため，三方活栓からの採血や薬剤投与時に，瞬時に空気が引き込まれ混入してしまいます．

> 大量の空気が遠心ポンプに引き込まれた場合は，ガス塞栓症と循環停止が同時に発生し緊急事態となってしまいます．そのため，脱血回路の三方活栓を利用することは避けることが鉄則ですが，やむを得ず使用する際は，注意して操作していく必要があります．

3. ウェットラング

温かい血液と人工肺から排気されるガスが室温冷却されることで結露が起こり，ガス交換能が低下します．そのため，数時間ごとに一時的にガスフラッシュを行い，結露を排水させていく必要があります．

4. 血漿リーク

人工肺を長時間使用した際，膜の表面に変性が起こり人工肺のガス排出口から血漿が泡状に吹き出てきます．血漿リークでは人工肺の交換が必要になります．

5. 回路内血液の色調

通常，送血回路の血液は酸素化されているため，脱血回路と比較して赤く見えます．そのため，送血回路の血液と脱血回路の血液の色が同じであった場合は，ガス交換のトラブルが考えられるため，人工肺やガス流量計から酸素が抜けていないか，ガス流量が止まっていないかを確認します．また，脱血回路の血液は送血回路の血液と比べ黒いですが，異常に黒い場合は血流もしくはガス交換のトラブルが考えられます．逆に送血回路の血液と脱血回路の血液ともに赤く見えることもあります．この場合は，体温が低いことにより代謝が下がることで，静脈血の酸素飽和度が高くなっているために起こります．

6. 脱血回路の異常

循環血液量の不足により右心房がつぶれて脱血ができなくなり陰圧となってしまった場合に脱血回路が震えたり，脱血回路がつぶれてしまうことがあります．また，脱血回路の屈曲や位置がずれることで脱血不良となります．

特にケア後や体位変換後などに屈曲してしまったり，ベッド柵を上げた際に回路を挟んでしまうことがあるため注意が必要です．

7. 遠心ポンプの異常

遠心ポンプの軸部に血液が浸潤し血栓が形成された場合に異音が発生します．

この場合，遠心ポンプを交換することになりますが，遠心ポンプのみを交換することは難しいため，PCPSのすべての回路を交換することになります．

（上澤弘美）

6 アラーム対応とトラブルシューティング（ECMO）

　ECMO のアラームについては，統一されていないのが現状です．また，使用している機種ごとに違いますし，対応も変わってきます．

1. 人工肺異常（酸素化不良）

　人工肺の肺血栓塞栓症により，人工肺の異常をきたすことがあります．人工肺の肺血栓塞栓症とは，人工肺へ血栓が詰まることで急激に肺前圧の上昇と ECMO 流量が低下した状態です．

> そのため，①肺前圧の上昇，②送血側の PaO_2 低下などが確認された場合は，ただちに医師や臨床工学技士に報告するとともに，人手を集め対応していく必要があります．

2. リサーキュレーション

　酸素化され送血した血液が再度脱血してしまうことがあります．原因として，①心拍出量低下，②過剰な流量，③カテーテル位置があります．

3. 空気混入

　回路内への空気混入は，三方活栓の不十分なエア抜きや中心静脈ラインからの気泡の脱血，脱血側回路の亀裂などによって生じます．空気の混入が少量であれば人工肺でトラップされることが期待できます．

表6　回路内圧モニター

	モニター値	考えられる異常
P1(脱血圧)	－50mmHg 以下	脱血異常
P2(肺前圧)	400mmHg 以上	人工肺消耗
P3(送血圧)	350mmHg	送血不良
P4(ガス圧)	5mmHg 以下	ガス供給停止
P2(肺前圧)-P3(送血圧)	50㎜Hg 以上	人工肺の凝血

（一般社団法人 日本呼吸療法医学会：ECMO 研修資料を参照して作成）

> なぜ空気が混入してしまったのか原因を探していくことが必要です．空気の混入が大量の場合は，遠心ポンプがエアートラップを起こしてしまうので，急いで対応を行っていく必要があります．

4. 血栓形成

適切な抗凝固管理が行われても，血栓を形成することがあります．ポンプの振動，異音，送血圧上昇（送血不良）を確認していくことで，血栓形成を判断することができます．

> 送血圧上昇し，送血カニューレ血栓の可能性が高い場合はカニューレ交換が必要になります．

5. 回路からの出血・回路損傷

三方活栓の破損，ルアーの緩み・外れにより，回路から大量の出血をきたすことがあります．

> 回路からの大量の出血を認めた場合は，すぐに人手を集めるとともに，回路をクランプし原因を確認していきながら対応を仰いでいく必要があります．

6. カニューレトラブル・抜去

Awake ECMO の場合は，RASS による意識レベルの確認や患者自身に状況や現在行っている治療の説明を行い，カニューレの自己抜去を起こさぬように説明していく必要があります．また，観察のポイントでも述べたように，ケア前後のチューブの確認を行い，トラブルや抜去に努めていきます．

> 多くの場合，回路のチェックと早期の介入によって ECMO のトラブルを未然に防ぐことができます（表6）．そのため，日ごろから機器のチェックを多職種と協力し行っていくことで，共通認識をもつことができます．

参考文献

1）荒木康幸：PCPS．副島秀久 監修：IABP PCPS CHDF ペースメーカー 動画で解説！アラーム＆トラブル対応．日総研出版,pp66-115，2015．
2）上澤弘美：モニタ機器をどのように役立てるか 循環器系モニタリング PCPS 看るのが怖いという自分にサヨナラ 心臓を補助する救世主！それが PCPS．重症患者ケア (4)1：98-112，2015
3）一般社団法人 日本呼吸療法医学会：ECMO プロジェクト ECMO 研修資料，2014
http://square.umin.ac.jp/jrcm/contents/ecmo/ecmotext.html（2018 年 6 月閲覧）
4）安野誠：機器トラブルとその対応 必要な予防策を実施し，チームで安全意識を高める．INTENSIVIST 5(2)：293-307，2013
5）青景聡之，他：respiratory ECMO VV ECMO 導入から離脱までの管理方法．INTENSIVIST 5(2)：343-352，2013
6）橋本博明：病態を的確に把握し，次の一手がわかる！-PCPS ～循環を維持する代わりに生じる合併症を回避して，弱った心臓を助けよう．急性・重症患者ケア 2(3)：655-667，2013．

（上澤弘美）

7 PCPSとECMOともに注意したいこと

　PCPSやECMOのトラブルは早期発見・早期対応が求められます．コンソールはアラームが発生するため気がつきやすいですが，人工肺やブレンダーなど異常が起きてもアラーム機能がないものもあるので装置に頼らない自身の観察力が必要となります．

1. コンソールアラーム

　コンソールにはいくつかのアラーム機能があります．流量低下やポンプの停止は致命的です．アラームの内容を理解しすばやい対応をしましょう．

①血流量下限アラーム

　血流量低下の原因と対応は表7のとおりです．まずは原因を探ることが重要です．本当に流量が低下しているのか，回路が閉塞していないか，遠心ポンプに異常はないのか確認しそれぞれの対応をしましょう．

> 血流量低下時にむやみに遠心ポンプの回転数を上げると脱血側に過剰な陰圧がかかり溶血の原因となります．まずは血流量低下した原因を探ることが重要です．

表7　血流量下限アラームの原因と対応

原因	対応
回路の閉塞	回路がベッド柵に挟まっていないか，折れ曲がっていないか確認
カニューレの閉塞	カニューレ挿入部の屈曲を確認，x線の確認
循環血液量の不足による脱血不良	輸液または輸血による水分バランス調整
人工肺または遠心ポンプの凝血	回路交換
センサ外れまたはクリームの乾燥	センサー取り付けまたはクリームの追加
コンソールの故障	手回し（図29）による一時的措置と機械交換

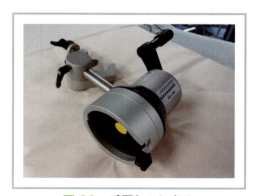

図29　手回しハンドル

②血流量上限アラーム

　遠心ポンプでは抵抗により同じ回転数でも血流量が変化します．PCPSでは高すぎる補助循環では自己脈圧が失われ左室の後負荷が増加します．自己脈がある場合，脈圧が10mmHg程度出る補助循環とします．

> 上限アラームが鳴るような高流量となった場合，回転数を下げ流量を落とします．回転数を下げすぎると血液が逆流してしまうので自己圧に負けない回路内圧を保ちましょう．

③バッテリー低下／装置故障

　バッテリー低下の原因には電源コードの差し忘れ・抜け，バッテリー劣化があげられます．患者搬送時にバッテリーが消耗し遠心ポンプが停止した場合，すばやく電源を確保するか手回しハンドルで血流量を確保しなくてはなりません．また，装置が故障した場合も手回しで血流量を維持しその間に別の装置を準備します．

> 手回しハンドルは常に使用できるように準備しておきましょう．また装置は使用していなくても常に充電し，メーカー推奨の定期点検とバッテリー交換をしましょう．

2．人工肺異常

　人工肺の異常は遠心ポンプと違いアラーム機能がありません．そのため普段の観察が重要となってきます．

> 送脱血の色調を確認しガス交換がされているか，中空糸が凝血していないかペンライトを使用し確認します．

①凝　血

　人工肺には凝血しないようコーティングがほどこされていますが，長期使用や抗凝固療法が不十分であると凝血します．この場合，血流量の低下やガス交換能の低下を生じます．定期的にペンライトで照らし血栓の有無を観察し，人工肺前後の採血でガス交換能の評価をしましょう．また人工肺前後の回路内圧を測定することで，前後の圧較差が高くなってくることが確認でき人工肺交換の指標となります．

②ウェットラング

　冷温水槽による加温と室温での温度差により人工肺に結露が生じます．結露が膜を覆い，膜と供給ガスとの接触面積が減少するためガス交換能が低下します．定期的（2〜4時間）にガスフラッシュ（ガス流量を数秒間 10L/min にする）し結露を落としましょう．ガスフラッシュ後のガス流量の戻し忘れに注意しましょう．また人工肺に温風を吹きかけておくとウェットラング防止になります（図30）．

③血漿リーク（図31）

　疎水性である人工肺膜が長期使用されることで親水性となり血液内の血漿が漏れ出ることがあります．血漿リークはウェットラング同様ガス交換能が低下します．ガスフラッシュで一時的にガス交換能は改善しますが回路交換が必要となります．

3. ガス流量の停止／高流量設定

　ガスブレンダーは酸素または空気配管の片側配管の挿し忘れで差圧によるビープ音が鳴ります．しかし，ガス流量の流し忘れや高流量の設定ミスではアラームは鳴りません．また，ガスラインの外れやガスボンベの残量不足等にもアラーム機能はありません．

> ブレンダーの設定確認や送脱血回路の色調を確認しましょう．

4. 回路内圧の異常

　回路内圧を複数測定することで異常箇所の早期発見ができます．また早期対応することで回路を長期使用することができます．回路交換は血液損失や感染などさまざまなリスク

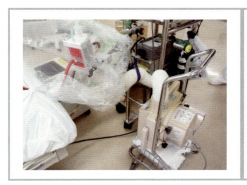

図30　温風によるウェットラング防止

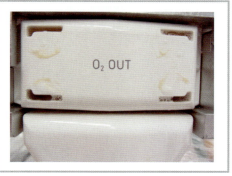

図31　血漿リークした人工肺

を伴うため回路の長期使用を目指しましょう．

　図32のP1での過剰な陰圧は脱血不足を表し，ボリューム不足や脱血回路のキンクまたは遠心ポンプの高回転が原因となります．低流量や溶血の原因となるため早期に対応しなくてはなりません．

　P2とP3の圧較差の上昇は人工肺の凝血を表します．血流量とガス交換能を評価し，必要であれば回路交換となります．P2とP3の陽圧上昇は送血回路のキンクや送血カニューレの閉塞を表します（図33, 34）．回路やカニューレ挿入下肢の屈曲を確認しましょう．

　P4の吹送ガス圧の上昇は人工肺のウェットラングや血漿リークを表します．ウェット

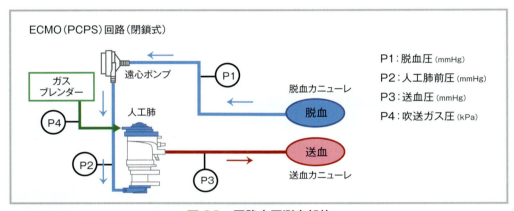

図32　回路内圧測定部位

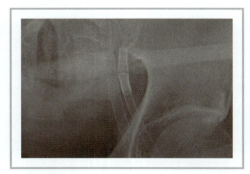

図33　カニューレのキンク（X線）

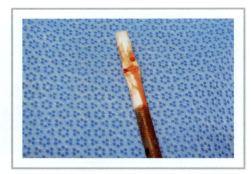

図34　カニューレのキンク（抜去後）

表8　回路内圧変化と原因対策

圧力変化	原因	対策
P1 低下	脱血不良	ボリューム付加，脱血回路確認
P2－P3 上昇	人工肺凝血	回路交換
P2，P3 上昇	送血不良	送血回路確認
P4 上昇	ウェットラング，血漿リーク	ガスフラッシュ，回路交換

ラングであればガスフラッシュを行い，血漿リークであれば回路交換を検討します（**表8**）．

5. 回路交換

　人工肺のガス交換能低下や血漿リーク，遠心ポンプの異音などには回路交換を行いますが定期交換を行う必要はありません．回路交換には循環不全，回路内血液の損失，感染，空気誤入などのリスクが伴います．

> 回路交換は人工肺や遠心ポンプなど部分交換も可能ですが，装置ごと一式交換するほうが簡便です．

　装置がなければ手回しハンドルで遠心ポンプを回しプライミングを行います．遠心ポンプを停止するとき，逆流防止のため血液回路を鉗子でクランプします．新回路もクランプしておき交換後に遠心ポンプを回し，ゆっくりクランプを解除します．逆流していないことを確認し，回転数を上げ目標の血流量にします．

6. プライミング（図35）

　PCPS導入は時間との勝負になります．カニュレーションが終わり次第回路と装着するため，それまでにプライミングを終了させなくてはなりません．しかし，急ぐあまり回路内に空気が残ってしまえば脳へ空気塞栓を起こしてしまいます．

> 迅速に確実にプライミングを行いましょう．人工肺や遠心ポンプがチューブでつながっているプレコネクト回路を使用すると迅速にセッティングが行えます．

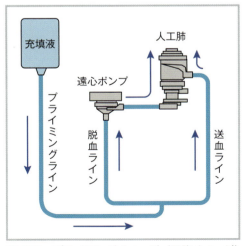

図35 プライミングイメージ（回路イメージ）

　充填液には細胞外液組成の等張電解質液または生理食塩液を用います．まず充填液をプライミングラインから注入します．回路にある程度充填液が満たしたところで，遠心ポンプを2,000～3,000rpmで回転させ人工肺から空気を排出させます．回路内に空気が多いと遠心ポンプが空回りし充

填液が循環できないので注意しましょう．完全に空気が抜けたらプライミングラインを閉じ，回路を鉗子でクランプし血流量計のゼロ点校正しプライミング終了となります．

① PCPS と ECMO の管理

PCPS の目標血流量は 60mL/kg/min，ECMO では 60～80mL/kg/min となります．PCPS では必要以上に高流量の補助をすると，脈圧は消え左室後負荷が増加してします．ECMO ではリサーキュレーション（図36）が増加し酸素供給能の効率が低下してしまいます．それぞれ Ht 値を高く（＞40％）保つことで低い SaO_2（＜90％）でも十分な酸素供給が可能となります．

> しかし，PCPS では自己心拍がある場合ミキシングゾーン＊（図37）によって脳血流や冠血流が自己肺によるガス交換能となるので人工呼吸器の設定も注意しましょう．

＊ミキシングゾーン：順行性の自己血流と PCPS の逆行性血流のぶつかり合う場所．

② 酸素供給量（DO_2）と酸素消費量（VO_2）

健常人では酸素供給量（DO_2）は酸素消費量（VO_2）の 5 倍となり，2 倍以上は保たなくてはなりません．それ以下になると嫌気性代謝が進行してしまい，乳酸が上昇し代謝性アシドーシスとなります．VO_2 は安静時 3～5mL/kg/min ですが発熱やシバリングなどで増加します．DO_2 は Hb に大きく依存されるため高い Hb を保つことで SaO_2 を無理に上げなくても DO_2/VO_2 のバランスは保たれます．

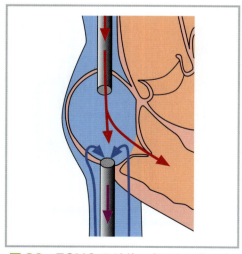

図36 ECMO のリサーキュレーション

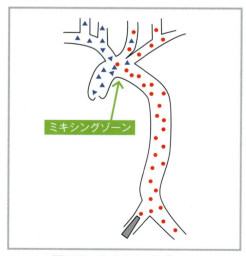

図37 ミキシングゾーン

$DO_2 = CaO_2（酸素含有量）× CO（心拍出量）=（1.34 × Hb × SaO_2）× CO$
$VO_2 =（SaO_2 − SvO_2）× Hb × 1.34 × CO$
（溶存酸素は省いています）

7. PCPS/ECMO の最新機種

　以前の PCPS/ECMO システムでは遠心ポンプの回転数と血流量の表示しかありませんでした．しかし，現在ではコンソールのモニタリング機能が充実し周辺機器もさまざまなものが登場しています．モニタリング項目が増えることでトラブルを事前に察知でき，または回避することが可能となりました．2016 年 10 月に日本体外循環技術医学会で「補助循環の安全管理基準」が勧告されています．機種の更新には勧告を参考にすることをお勧めします．下記に現在販売されている 2 社の最新機種を紹介します．

①データマネージメントシステム（テルモ）

　PCPS や ECMO ではさまざまなデータを管理することで安定的な循環を維持すること

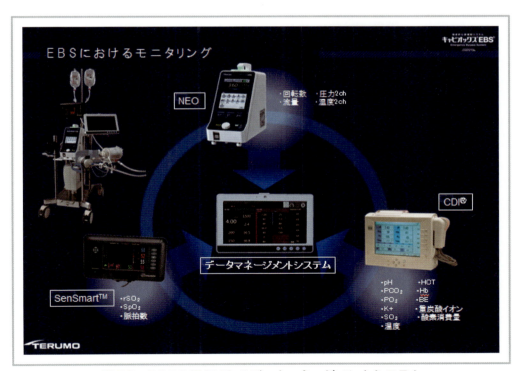

図38 PCPS/ECMO のデータマネージメントシステム
（写真提供：テルモ）

ができます．テルモ社 EBS においてはそれらのデータを一元管理することができます．人工肺前後の圧較差を経時的にみることで人工肺交換の指標となります．連続血液ガスモニタ（CDI®）を使用することで人工肺のガス交換能の評価やガスブレンダーの調整がしやすくなります．rO$_2$ モニタ（SenSmart™）は脳や下肢虚血の早期発見が可能となります．また血流量と血ガスデータから DO$_2$（酸素供給量）や VO$_2$（酸素消費量）を表示させリアルタイムの循環動態がモニタリング可能となっています（図 38）．

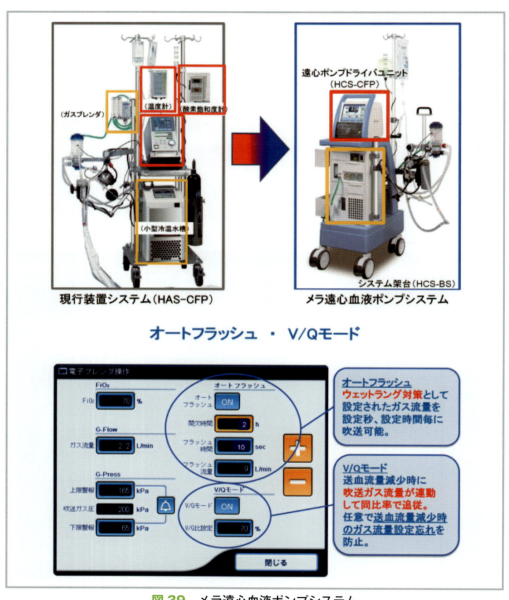

図 39　メラ遠心血液ポンプシステム
（写真提供：泉工医科工業）

②メラ遠心血液ポンプシステム（泉工医科工業）

以前のシステムはコンソールやブレンダー・冷温水槽が単独に存在していました．2016年6月に発売されたメラ遠心血液ポンプシステム（HCS-CFP）では専用架台にすべて搭載され，すべての機能がバッテリーで運用することができます．また，コンソールで回路内圧やSO_2の測定が可能となり，電子ガスブレンダーによるオートフラッシュモードやPCPS開始時のガス吹送忘れ防止のV/Q比モードによるインシデント軽減機能もあります（図39）．

参考文献

1) 松田暉：経皮的心肺補助法　PCPSの最前線．秀潤社，2004
2) 百瀬直樹：デバイスの原理とその進化．INTENSIVIST 5(2)：285-292, 293-303, 2013
3) 安野誠：機器トラブルとその対応：必要な予防策を実施し，チームで安全意識を高める．INTENSIVIST 5(2)：293-303, 2013
4) 前橋赤十字病院ECMOプロジェクトチーム：症例に学ぶ成人呼吸ECMO管理．へるす出版，2015
5) 亀ヶ谷泰匡：重症肺炎でECMOを導入した患者．重症患者ケア 4(3)：621-632, 2015
6) Yoshinari N：Extracorporeal Life Support Organization (ELSO) General Guidelines for all ECLS Cases Version 1.3 November 2013
https://www.elso.org/Portals/0/Files/ELSOVersion1.3JapaneseTranslation.pdf（2018年6月閲覧）

（小森正実）

Part 4

VAD

VAD

　補助人工心臓（ventricular assist device：VAD または ventricular assist system：VAS）とは，重症心不全患者の心臓の左室または右室，あるいは両心室の働きを補助する人工臓器のことをいいます（以下，VAD）．

　空気駆動や電気駆動によって動作するポンプと，ポンプによって心臓から血液を吸引する脱血管，吸引した血液を動脈に送り出す送血管，そしてポンプの動力源となる電源供給部などから構成されます．完全置換型人工心臓（total artificial heart：TAH）とは異なり自己の心臓を温存した形で心機能を補助する目的で使用され，大動脈内バルーンパンピング（intra-aortic balloon pumping：IABP）や経皮的心肺補助（percutaneous cardiopulmonary support：PCPS）と同じく，心機能の一部を代替する働きをもつ補助循環の一種です．VAD は体外型補助人工心臓（extracor-poreal VAD：eVAD）（**表 1**）と埋込型補助人工心臓（implantable VAD：iVAD）（**表 2**）の大きく 2 種類に分類されていますが，最近では新たな概念の VAD も国内で認可され使用が始まっています（**表 3**）．

表 1　国内で使用されている eVAD

	ニプロ VAD	AB5000	EXCOR® Pediatric	メラ遠心ポンプ
流量方式	拍動流	拍動流	拍動流	連続流
拍出方式	ダイアフラム型	サック型	ダイアフラム型	動圧軸受遠心型
ポンプの材質	ポリウレタン膜	ポリウレタン膜	多層（3層）軟質ポリウレタン膜	ポリカーボネート等
1 回拍出量（mL）	約 60	約 90	10 〜 60	―
流入出口の弁	1 葉機械弁	3 尖ポリウレタン弁	3 葉ポリウレタン弁	―
血液ポンプ使用限界	30 日	非設定	1 年間	6 時間
両心補助	コンソール 2 台必要	コンソール 1 台で可能	コンソール 1 台で可能	コンソール 2 台必要
医療ガス配管	必要	必要なし	必要	不要
バッテリー	鉛蓄電池	鉛蓄電池	鉛蓄電池	鉛蓄電池
バッテリー駆動時間（分）	30（据え置き）/ 60（移動用）	60	30	60
使用域	30 〜 180bpm（固定レート：internal・mode）	2 〜 6L/min（fill-to-empty-mode）	30 〜 150bpm（固定レート：internal・mode）	1,000bpm 〜
重量 血液ポンプ/駆動装置	170g/95kg（据え置き），13kg（移動用）	300g/43.5kg（本体），70.3kg（カート搭載），8.6kg（移動用）	45 〜 140g/100.6kg	106g/8.1kg（本体），98.1kg（システム全体）各種メーカーあり

（写真提供：ニプロ，メディックスジャパン，カルディオ，泉工医科工業）

表2　国内で使用されているiVAD

	Jarvik2000®	HeartMate II®	EVAHEART®
	2017年11月自主回収		
流量方式	連続流	連続流	連続流
血液ポンプ	機械軸受軸流型	機械軸受軸流型	動圧軸受遠心型
バッテリー	リチウム	リチウム	リチウム
バッテリー駆動時間（時間）	8～12	6～10	8～10
使用域（rpm）	8,000～12,000	6,000～15,000	1,500～2,100
重量（血圧ポンプ/駆動装置）	90g/1.1kg	280g/1.8kg	420g/4.7kg

（写真提供：センチュリーメディカル，ニプロ，サンメディカル研究所）

VADはどんなときに使うのか

VADの適応病態と適応疾患

　主な適応病態としては開心術後や心筋梗塞後の高度心不全症例，低心拍出量症候群，劇症型心筋炎，心臓移植へのブリッジ（bridge to transplant：BTT），永久使用（destination therapy：DT）などがあります．主な疾患として心筋症（拡張型心筋症，肥大型心筋症，その他の特発性心筋症，二次性心筋症，虚血性心筋症など），致死性不整脈による血行動態破綻，先天性心疾患（単心室症，大血管転位症，右室流出路狭窄疾患など）があげられます．

表3　国内で使用されているVAD

	IMPELLA® 2.5, 5.0 ＊IMPELLA® 2.5は世界最小のハートポンプ
流量方式	連続流
拍出方式	機械軸受軸流式
最大拍出量（L/min）	2.5：2.5　5.0：5.0
血液ポンプ使用限界	2.5：5日間　5.0：10日間
バッテリー	リチウム
バッテリー駆動時間（分）	60
使用域（rpm）	2.5（25,000～51,000） 5.0（10,000～33,000）
重量	最大12Kg（制御装置を含めた本体重量）

（写真提供：ABIOMED）

1 種類と特徴

1. 国内のVADの歴史

　人工心臓の開発の歴史は，血栓と感染を克服する歴史でした．術式として心臓を切除するTAHの臨床試験が行われ，次に生体心臓を残して装着するVADが主流となりました．国内のeVADの歴史は抗血栓性材料であるセグメント化ポリウレタンの進歩とともに急性心不全に対する1ヵ月程度の使用を目的として，1980年に東大・ゼオン型VAD®が使用されたことに始まりました．その後1982年に国循・東洋紡型VAD®（後のニプロVAD）の臨床使用が始まりました．

　これら2機種のeVADはいずれも1990年に製造販売承認を受け，1994年より保険適用となり，以来多くの施設で用いられ国内のVAD治療の主流を担うようになりました．eVADは両心補助が可能であり，体重20kg程度以上までの小児例でも循環補助が可能である点で，今日でも使用頻度は依然高いです．

　初期のVADの臨床適応は開心術後心不全（人工心肺離脱困難および術後早期の心不全）でしたが，やがてBTT目的の使用が始まりました（表4）．

　その頃，海外では1987年から感染発症防止に有効で，かつ退院し自宅で療養生活をすることが可能なiVADの臨床試験が始まっています（図1）．第1世代のiVAD（図2）は主として拍動流ポンプだったThoratec社のHeartMate®XVEが有名です．一方，国内ではiVADは電気式拍動流型であるNovacor®が2004年に一時的に保険償還されましたが，2006年に一時撤退するなど，国外では使用可能なiVADが国内では使用できない状況（デバイスラグ）が続きました．そのためBTT目的であってもeVADを装着せざるをえず，患者は数年間に及ぶ移植待機期間中の入院を余儀なくされていました．

　その後，第2世代のiVAD（図3）である定常流ポンプ接触式軸受の軸流ポンプであるHeartMate Ⅱ®が2013年4月に，Jarvik2000®が2014年1月に製造販売承認

表4　国内でのVAD使用の目的

bridge to transplant（BTT） ・移植までの橋渡し	植込型補助人工心臓：iVAD
destination therapy（DT） ・永久使用	体外式補助人工心臓：eVAD
bridge to recovery（BTR） ・心臓の機能が回復するまでの橋渡し	
bridge to candidacy（BTC） ・心臓移植の適応となるか判断できるまで	
bridge to bridge（BTB） ・iVAD装着までの橋渡しとしてのeVAD装着	

```
拍動流ポンプ                    定常流ポンプ
  第1世代              第2世代  接触式軸受
┌──────────┐    ┌──────────────────┐ ┌──────────┐
│ 体外型     │    │ 軸流ポンプ          │ │ 遠心ポンプ  │
│ ・ニプロVAD │    │ ・HeartMateⅡ       │ │ ・EVAHEART │
│ ・AB5000   │    │ ・Jarvik2000 (2017年11月│ └──────────┘
│ ・EXCOR    │    │  ケーブルの不具合で新規埋込中止)│
│ ・BVS5000  │    │ ・Micromed Debakey VAD│
│ ・Thoratec PVAD│ │ ・IMPELLA2.5, 5.0    │
│ ・MEDOS-VADⅢ│   └──────────────────┘
└──────────┘
                      第3世代  非接触式軸受
┌──────────┐    ┌────────┐┌──────────┐┌──────────┐
│ 埋込型     │    │ 軸流ポンプ │ │ 磁気浮上    │ │ 静水的浮上  │
│ ・Thoratec IVAD│ │direct-drive│ │external motor-│ │bearingless│
│ ・HeartMate VE │ │moter system│ │drive system │ │motor system│
│ ・HeartMate XVE│ │ ・INCOR   │ │ ・DuraHeart │ │ ・Ventor Asisst│
│ ・Novacor  │    │          │ │ (2017年3月販売中止)│└──────────┘
│ ・Lion Heart│   └────────┘│            │
└──────────┘                │ bearingless │
                            │ motor system│
赤字は現在,保険償還が         │ ・HVAD(治験中)│
認められている機種            │ ・HeartMateⅢ │
                            │ ・Levacor   │
                            │ ・CorAide   │
                            │ ・HeartQuest│
                            │ ・MitiHeart VAD│
                            └──────────┘
```

図1 人工心臓の種類と世代・駆動方式
(北海道大学病院循環器外科学ホームページより改変)

に至っています．それまで手術用に使われていたシール付き貫通軸回転ポンプを改良し，シールレス化した機械接触軸受を有するポンプで，材質の多くは鏡面研磨した純チタンまたはチタン合金がほとんどです．また，MPCポリマー (2-methacryloyloxyethyl phosphorylcholine) やDLC (diamond-like carbon) をはじめとする各種コーティングも実用化されました．回転型であるため，重量小型・軽量で植込みが容易なことと，部品数が少ないために拍動型より信頼性が向上したことが普及につながりました．特にJarvik2000®

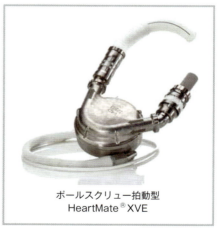

ボールスクリュー拍動型
HeartMate® XVE

図2 第1世代（電気拍動型）
(写真提供：ニプロ)

はデバイス自体が左室内に埋込まれるため，ポンプポケットを必要とせず体表面積が1.2 m²以下であれば埋込み可能となり，対象症例が拡大した画期的なiVADです．

遠心ポンプの EVAHEART® も第 2 世代です．特徴は独自に開発されたクールシールシステムと呼ばれる蒸留水が，遠心ポンプの軸部分を循環するシステムで，長期間のポンプ耐久性を実現しました．これを機に BTT では原則として iVAD が使用されるようになりました．ようやく国内の重症心不全治療機器の選択肢が iVAD の技術革新とさらなる小型化が進むことで欧米と同等水準にまで達し，ADL の拡大のみならず退院しての生活が可能になったのです．2017 年 9 月には機械軸受け軸流型で心臓内に直接カテーテルを挿入して循環の補助を行う IMPELLA® 補助循環用ポンプカテーテルが保険償還適用となっています．いわゆる iVAD や eVAD とは一線を画しており，カテーテル VAD であるため，ショック時の対応に迅速かつ低侵襲で装着できます．適応は心原性ショック例のうち，あらゆる内科的治療抵抗性の急性左心不全を主体とする循環不全が遷延する症例であって，従来の補助循環治療（IABP または PCPS）による補助循環のみでは救命困難が想定される病態

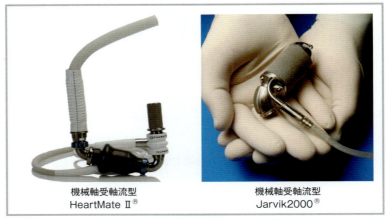

機械軸受軸流型　　　　　　　　機械軸受軸流型
HeartMate II®　　　　　　　　　Jarvik2000®

図 3　第 2 世代（接触回転型）
（写真提供：ニプロ，センチュリーメディカル）

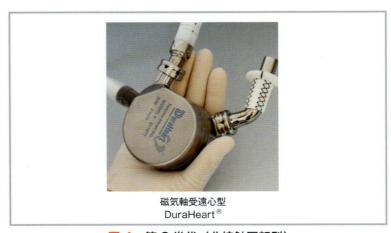

磁気軸受遠心型
DuraHeart®

図 4　第 3 世代（非接触回転型）
（写真提供：テルモ）

にあるものです．一時的な補助装置であるため，離脱が不可能な場合は中長期VADへの移行を考慮する必要があります．また，経皮的冠動脈形成術（percutaneous coronary intervention：PCI）中のみの補助として使用してはいけないことになっています．今後，使用例が増加することが予想されます．

近年，回転型になって，非接触軸受も採用できるようになったことにより，超高耐久性が実現し，長期使用する患者が増加しました．これは第3世代（図4）と呼ばれています．位置センサーと電磁石でインペラを浮かばせる磁気軸受遠心型のDuraHeart®（2017年3月で販売終了）および羽根表面に10μmオーダーの凹凸をつけることによって発生する局所圧を利用する動圧軸受遠心型のHVAD®（治験中）が代表です．このHVAD®もデバイス自体が直接左室内に埋込まれるため，ポンプポケットを必要としません．近年，本来PCPSなどの体外循環装置として開発された体外循環装置用遠心ポンプ（各社あり）が，iVADの定常流遠心型血液ポンプであるEVAHEART®やDuraHeart®などでの使用実績からVADとしても安全に使用できることが証明され，人工肺を除き，遠心ポンプと回路の組み合わせでVADの目的での使用が増加してきています．

iVADは当初BTTでのみ承認され，現在国内の保険償還はDuraHeart®，EVAHEART®，HeartMate II®，jarvik2000®の4機種だけです．2017年3月までに680例のiVADが登録され，世界でも群を抜いた2年生存率88％という素晴らしい治療成績が達成されています．

国内でのiVADの承認の経緯により，iVADは心臓移植のためのブリッジデバイスといった誤った認識が生まれましたが，本来心臓移植と人工心臓は協力関係にはありますが互いに独立した重症心不全治療体系であり，iVADの適応をBTTのみに限定するのは世界の潮流からも大きく外れています．心臓移植の適応となるか判断できるまでの（bridge to candidacy：BTC）症例の移植機会を奪ってしまっているのです．

現在でも急性心筋梗塞や劇症型心筋炎に続発する心原性ショックや心肺蘇生後の症例に対し，初めからiVADの装着は認められていないため，ニプロVADやAB5000，体外循環装置用遠心ポンプなどのeVADおよびIMPELLA®をいったん装着し，全身状態の改善を待ってiVADに移行するかどうか判断するBTD（bridge to decision）や，移行すべきと判断されたのちeVADからiVADに移行するBTB（bridge to bridge）が行われています．極端に制限された心臓移植実施環境にある国内の重症心不全治療にとってBTC適応やDT適応を早期に承認することは患者救命に直結する最重要事項です．

小児用VADに関しては，2010年に臓器移植法が改正され小児ドナーからの心移植が可能となりました．BTTとして小児用VADの使用は不可欠でしたが，国内で承認されたものはなく，成人用ニプロVADで代用していました．しかし，体格の小さな症例で管理に難渋することが多かったこともあり，2015年にEXCOR®Pediatricが保険適用となり，体表面積が0.7㎡以下，2.5kgから使用することが可能でるため，これまで救命しえなかっ

た小児患者での救命と治療効果が期待されています．EXCOR®Pediatric の使用は日本臨床補助人工心臓研究会（JACVAS）の施設認定を受ける必要があり，徐々に使用できる施設が増加してきています．

2. eVAD の利点と欠点

　eVAD の利点としては，埋込みのための部品が不要であり，耐久性の保証もより短期でよいため，低コストで作成できることです．また，iVAD と異なりポンプポケットを作成する必要がないため，小柄な体格の患者にも使用可能です．特に EXCOR®Pediatric は 1 歳未満の小児から使用でき，今後の治療成果が期待されています．また，血液ポンプに故障や血栓形成が生じた場合に体外部品の交換だけで対処が可能で，比較的簡便であることもトラブル発生時の利点としてあげられます．

　eVAD の欠点としては，血液ポンプが体外に設置されることから，何らかの原因で血液ポンプが牽引されることによる送・脱血管の抜去事故や体動などが原因での送・脱血管屈曲の危険性などがあり，iVAD と比較するとより慎重な管理が要求されることです．このため，VAD 装着患者は行動を制限されることになり，国内では病院内での使用が原則となっています．さらに駆動装置も依然大きく重量もあるため動作制限も多くリハビリテーションや QOL の向上の妨げとなることが多いです．また，体内と血液ポンプを太い送・脱血管で接続しており，iVAD に比べて疼痛の持続や刺入部の感染症のリスクが高くなります．

3. iVAD の利点と欠点

　iVAD は，本体だけでなくシステムコントローラーやバッテリーも小型軽量であるため，専用の固定器具に装着すれば動作制限がほぼなくなるので，一番の利点は退院し自宅で療養することが可能となり，状況によっては就労も行えるなど QOL が著しく向上し，eVAD では不可能であったことが可能になることです．しかし，これを実現するためには本人と介助者に正確な機器取り扱いの習得が求められます．また，体内と血液ポンプを細いケーブル 1 本でつないでいるため，eVAD に比べて疼痛の持続や刺入部の感染症のリスクが低いことも利点としてあげられます．

　iVAD の欠点は，機種によって異なりますが eVAD と異なり，血液ポンプそのものの大きさの違いやポンプポケットを作成する必要がある機種もあり，小柄な体格，特に小児への装着は難しいことです．また，血液ポンプに故障や血栓形成が生じた場合や体内に埋込まれたケーブルに不具合が生じた場合，本体ごと交換する必要があり，生命に直結する侵襲やリスクが大きいことも欠点としてあげられます．

〈鳥羽好和〉

2 原理と回路

VADはその主な構成要素としてポンプ，送血管，脱血管，その他動作を制御するコントロールユニットや電源供給部からなり，ポンプの動作により心臓から脱血管を通じて吸引された血液が，送血管を通じて大動脈（右心補助の場合は肺動脈）に駆出されます．送血管・脱血管はeVADではそれぞれ皮膚を貫通して体外のポンプと接続されますが（図5），iVADではポンプとともに体内に埋込まれ，代わりにポンプの電力供給および制御を担うドライブライン（機種で名称が異なる）が皮膚を貫通して体外のコントロールユニット（機種で名称が異なる）に接続します（図6）．また，iVADでは電源供給はAC/DC電源とバッテリーの両方でできるようになっていることが多いです．

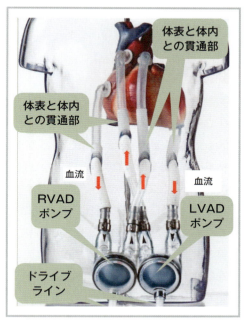

図5 eVADの設置状況例
（EXCOR®Pediatric Bi-VAD）
（写真提供：カルディオ）

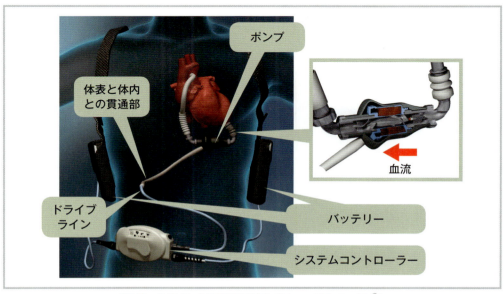

図6 iVADの設置状況例（HeartMate Ⅱ®）
（写真提供：ニプロ）

ポンプの駆動方式としては，空気圧によりダイアフラムポンプを駆動する空気圧駆動式や，モーターの回転により駆動する電磁力駆動式があります．また，ポンプの駆出機構の違いにより，駆出される血流は拍動流および定常流の2種類のタイプが存在します．動作機構は各機種により大きく異なりますが，代表的な機種について説明します．

1. 拍動流 VAD

　拍動流 VAD で現在国内で保険償還されているのは eVAD のニプロ VAD，AB5000，EXCORE®Pediatric の3機種のみであり，iVAD では過去に HeartMate®XVE や Novacor®，Lion Heart® などがありましたが，拍動流 iVAD は小型化が難しく，小柄な体格が多い日本人は埋込み適応から逸脱することが多く，現在の iVAD の主流は定常流 iVAD に移行しています．

　拍動流 eVAD の代表例としてニプロ VAD は空気圧によりダイアフラムポンプを駆動する空気駆動式です（図7）．ポンプ内部がダイアフラム内でポリウレタン膜を介して空気室と血液室に分割され，血液室の流入部と流出部には人工弁が組み込まれていて，逆流を防止して血液が一方向へ流れるようになっています．空気室は空気駆動チューブと連結されており，空気室に陰圧をかけるとダイアフラムが空気室へ引き込まれ，血液が心臓から脱血されます．陽圧がかかればダイアフラムが血液室に押されて，血液が大動脈へ駆出されます．左心補助の場合は左室心尖部脱血・上行大動脈送血で行うことが最も多いです．右心補助の場合は右房脱血・肺動脈送血が一般的です．小児での使用が始まった EXCOR®Pediatric が同様の空気駆動ダイアフラムポンプ型の拍出方式であり，

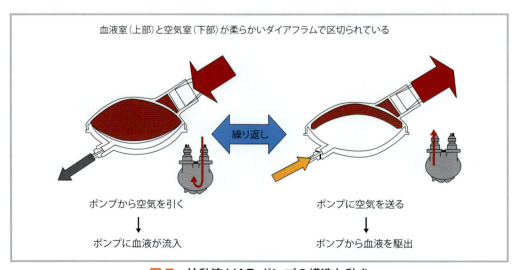

図7　拍動流 VAD ポンプの構造と動き
（西村隆：体外設置型人工心臓：ニプロ．医学のあゆみ 262（1）：50，2017 より引用）

AB5000については，駆動方式は同様の空気駆動ですが，サック型という拍出方式をとっています．

2. 定常流VAD

定常流VADのポンプ駆動方式には大きく分けて遠心ポンプ型と軸流ポンプ型の2種類があります．遠心ポンプ型はポンプ内部の羽根車（以下，インペラ：Impeller）が回転することにより生じる遠心力で血液を吸引・駆出する機構をもちます．代表的な機種には第2世代定常流iVADであるEVAHEART® や，磁気浮上による非接触軸受の機構をもつ第3世代定常流iVADのHVAD® などがあります．

DuraHeart® は世界初の磁気浮上遠心ポンプを用いたVADで，インペラをポンプ内壁のどこにも接触させずに浮上させて回転させることにより，長期耐久性・抗血栓性を備えているという特徴があります．一方，軸流ポンプ型では回転するインペラ軸の前後に発生する揚力により血液を駆出する機構をもちます．軸流ポンプ型は遠心ポンプ型インペラに比べ高速な回転を要するものの，小型化には遠心ポンプ型より有利です．代表的な機種はHeartMate II® やJarvik 2000® などがあります．

3. ポンプの種類

人工心臓に使えるポンプ形式は大きく分けて，①弁がある拍動流往復型，②仕切弁が回転する回転容積型，③弁がない連続流回転型の3種類に分類されます（図8）．体外循環の

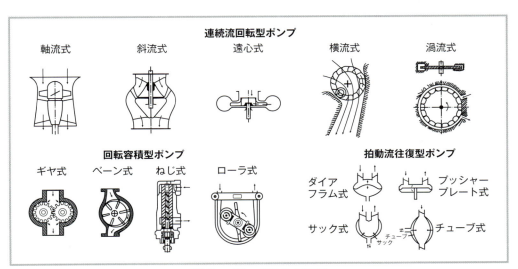

図8　ポンプ形式の種類

(山根隆志：連続流ポンプの原理．医学のあゆみ 262（1）：43，2017より改変)

回路として回転容積型は広く使用されていますが，人工心臓のポンプとしては拍動流往復型と連続流回転型の2種類が広く使用されています．

4. 遠心ポンプのメカニズム

　液体を強制的に旋回させて角運動量変化を圧力として利用するのが連続流回転ポンプの基本原理です．流体を強制的に回転させると周辺部に圧力が上昇すること（旋回昇圧効果）と周辺部で旋回速度が高くなるので，これを減速させてからさらに昇圧させる（ディフューザー効果）ことができます．遠心ポンプでも軸流ポンプでも同じ原理に基づいています．外観の特徴として遠心ポンプは羽根車が円盤状であるため奥行をもち，中心に入口，端部に出口をもっています．遠心ポンプでは羽根流路の形通りに流れを旋回させるため，同じ回転数であっても強い旋回流＝圧力を得ることができます．インペラは，①流体にインペラを露出したオープンインペラ，②片側を側板で覆ったセミオープンインペラ，③両側を円盤で覆ったクローズドインペラの3形式があります（図9）．セミオープンインペラのみ

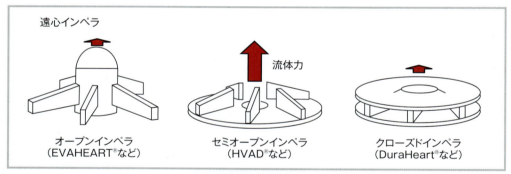

図9　連続流回転ポンプの遠心インペラ
(山根隆志：連続流ポンプの原理．医学のあゆみ 261 (1)：45, 2017 より引用)

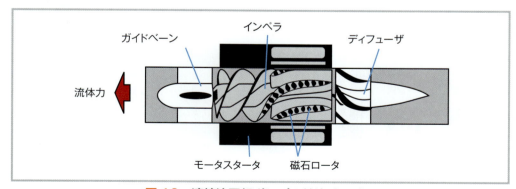

図10　連続流回転ポンプの軸流インペラ
(山根隆志：連続流ポンプの原理．医学のあゆみ 262(1)：45, 2017 より改変)

圧力の不均衡から軸力が生じますが，HVAD®ではこの軸力を流体動圧軸受で反発させて羽根を非接触で浮かせています．

5. 軸流ポンプのメカニズム

外観の特徴として軸流ポンプは細長い本体をもち，出入口がそれぞれ両端に付いています．軸流ポンプでは，1つの回転インペラ（動翼）の前後を2つの静止インペラ(静翼)で支える構造がとられています（図10）．動翼では飛行機の翼に使用されるような翼型を用いて流れを旋回流に変えるため，失速しない範囲の羽根迎角で使う必要があり，遠心ポンプほど強い旋回流は使いません．その代わりにインペラの回転速度を高くして同じ圧力を獲得します．高い流量域ではインペラ旋回速度に比べて血液流入速度が大きくなるのに伴って羽根迎角が下がるため，圧力を出せなくなる傾向にあります．小口径・高回転型が軸流ポンプの設計上の特徴です．

6. 定常流ポンプの誤解

遠心ポンプ，軸流ポンプのいずれの形式でも基本は所定の圧力を発生するポンプですので，心臓に装着した場合一定回転であっても生体循環系の抵抗値変動に応じて流量は変動します．かつて，一定回転で使用すると脈がなくなるのではないかという懸念がありましたが，循環抵抗の時間変化に応じて血液量が拍動流になることが臨床的に確認され，無拍動となる心配は全くないことが明らかになっています．

（鳥羽好和）

3 管理中の観察のポイント

　前項で補助人工心臓（ventricular assist device：VAD または ventricular assist system：VAS）は体外型補助人工心臓（extracor-poreal VAD：eVAD）と埋込型補助人工心臓（implantable VAD：iVAD）の大きく2種類に分類されていること，その種類と特徴，原理と回路について説明しました．本項では当院のVADに関係した施設状況と現状，eVAD，iVAD に共通する合併症，eVAD と iVAD での機種別の管理中の観察ポイントを説明します．

1. 当院の VAD に関連した施設状況と現状

　国内で臓器の移植に関する法律が1997年10月に施行され，九州大学病院は心臓移植認定施設として2003年6月に承認されました．2005年2月に1例目の心臓移植を施行，2018年8月現在23例の心臓移植実績があります．2006年4月に病棟やICU・CCU，心臓カテーテル検査室などを集約したハートセンターが設立，2009年9月に同フロアに外来棟が開設し，循環器疾患を同一フロアで加療できるようになりました．2011年3月にiVADの実施施設となりました．国内では2011年以降これまで7回の認定で，iVAD実施施設は全国で45施設にまで増加し，一昨年に始まった小児用eVADであるEXCOR®Pediatricを使用できる施設も2018年1月現在13施設に増加し，当院も2017年に使用が認められました．さらに同年IMPELLA®補助循環用カテーテルポンプの使用が認められました．2018年7月現在63施設が認定されています．

　当院ではこれまで100例以上のVADの管理を行っていて，そのうち60例がiVADです．年間20症例以上のVAD装着を行っていて，症例数は年々増加しています．筆者はこれまで国内で使用されているVADの中で，2014年10月販売終了の落差脱血方式を採用したeVADのBVS5000を含め，AB5000以外の機種は実際に使用し看護ケアした経験があります．

　当院ハートセンターでは，VADの駆動状態の確認を毎日医師（心臓外科医，循環器内科医），人工心臓管理技術認定士，臨床工学技士，VADケア専従看護師（心臓移植コーディネーター兼務），と担当看護師で連携して行っています．また，皮膚トラブル発生時には皮膚・排泄ケア認定看護師，心臓リハビリテーションを行う理学療法士，感染症に対してはICT（感染対策チーム），栄養に関してはNST（栄養サポートチーム）が介入するなど，あらゆる専門職の多職種で構成されるVADチームが強固にタッグを組みVAD挿入患者の安全とQOLの向上を目指しています．

　在宅患者にはVAD外来を開設し，VADケア専従看護師と人工心臓管理技術認定士が

患者とその介助者の生活支援や問題の抽出，VADの作動状況の確認とメンテナンス，皮膚貫通部の観察と日常の皮膚ケアやVADの取り扱いの評価を定期的に行っています．さらに患者と介助者間の情報交換の場として半年ごとに「VAD患者さんの集い」を企画し，VAD治療に関する勉強会，患者と介助者間のコミュニケーションの場を設けています．全国のVADの導入施設では植込型補助人工心臓管理施設認定基準をクリアしているので同様の形態をとっています．

2. VAD装着後の合併症

VAD装着後の合併症としては主要な感染，神経機能障害，大量出血，装置の不具合，ポンプ血栓症，右心不全，大動脈閉鎖不全などがあります．

①主要な感染

主要な感染とは，ドライブライン・ポンプポケット，体外式カニューレ挿入部等に発生した感染を指します．VAD挿入術後30日までに9.3%が敗血症を合併したと報告されています．原因としては術前から全身状態が不良であるため免疫抑制状態にあること，低栄養状態にあること，多数のラインが存在していることなどがあげられます．

これら易感染状態を回避する策として術後の感染徴候のスクリーニング，ICTの早期介入と適正な抗菌薬使用，不要なラインの早期抜去，腸管を使用した栄養管理と早期離床が重要です．ドライブラインやカニューレの貫通によって傷ついた皮膚は，再生表皮細胞をドライブラインやカニューレの周囲に沿って増殖させて上皮化を進行させます．しかし，皮膚貫通部にかかる圧迫や摩擦などの器械的刺激により，上皮化する前に肉芽になってしまうと易感染性となり，不良肉芽になりやすくなります．VAD挿入初期からの創傷管理が非常に重要です．

さらに，ドライブライン皮膚貫通部の位置決めも遠隔器のドライブライン感染症の予防に非常に重要です．位置決めには医師，VADケア専従看護師，人工心臓管理技術認定士がかかわります．実際にはあらゆる体位でのしわ，くぼみ，瘢痕を避けた位置，ベルトラインを避けた位置，患者自身がドライブライン貫通部の観察・処置が行いやすいように腹部脂肪層の頂点より高い位置などを考慮し位置決めを行っています．

実際の感染予防の方法の紹介例として，eVADであるニプロVADの場合，送血，脱血ともに太いカニューレが皮膚を貫通し，体外の血液ポンプに連結されます．

> 当院ではカニューレ皮膚貫通部の皮膚感染が深部感染，敗血症へと増悪するのを予防する目的で，カニューレは腹腔内をいったん通過した後胸腔内に達するように挿入しています．

iVAD の場合は体内の血液ポンプと体外のコントローラーとバッテリーをつなぐドライブラインが皮膚を貫通します（図 11）.

> 当院では感染の徴候がない場合において eVAD, iVAD ともに皮膚貫通部は極力消毒薬を使用せずに洗浄中心としており、早期より積極的に水道水によるシャワー浴を行っています。ドレッシング材を剥す際は糊の完全除去と皮膚のストレスを避けるために必ずリムーバーを使用し、リモイス® クレンズで汚れや付着物を十分に除去させ、バイオフィルムの形成を予防するように指導しています。
> また、広範囲の抗菌スペクトルをもち、創の保護、湿潤環境の維持、治癒の促進、疼痛の軽減効果をうたっているコンバテックのアクアセル®Ag を皮膚貫通部に使用しています。さらにドライブラインが皮膚に直接かつ持続的に接触することによる接触性皮膚炎や潰瘍を予防する目的でスミス＆ネフューのハイドロサイト® プラスを使用しています。

これら清潔ケアや皮膚貫通部の管理の徹底が VAD での主要感染を回避している一助と考えています.

しかし、実際にドライブ感染やポケット感染を起こし、重篤化することもあります. 図 12 程度の皮膚貫通部周囲の浅い感染であれば、消毒薬の使用やドライブラインと皮膚の間隙に留置針の外筒を差し込んでの生食洗浄を行っています. ドライブラインを伝い感染が拡大し、埋込みポケットまで感染が拡大した場合は、創部を広範囲にデブリートメントするとともに（図 13）, V.A.C®Therapy システムを用いた VAC 療法（図 14）や閉鎖式生食持続洗浄療法（図 15）を行い良好な治療効果を上げています.

② 神経機能障害

神経機能障害とは脳卒中（頭蓋内出血、塞栓症、一過性虚血性発作），けいれんなどを指

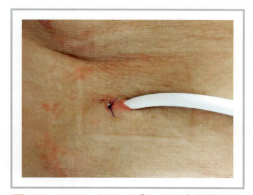

図 11 iVAD ドライブライン皮膚貫通部

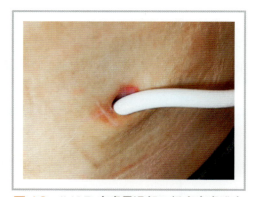

図 12 iVAD 皮膚貫通部の軽度皮膚発赤

します．VAD 装着中の脳卒中発症率は徐々に減少してきており，近年の脳卒中発症率は6.3 〜 8.7%/年です．これは抗血栓療法管理の進歩などが影響していると思われます．

　脳卒中の原因を虚血性と出血性で比較すると，虚血性が2倍多いという調査結果もあればほぼ同じであるという調査結果もみられましたが，出血群のほうが6ヵ月後の生存率は有意に低くなっています．虚血性脳卒中のリスク因子には81mg以下の低用量アスピリンの使用と心房細動が，出血性脳卒中のリスク因子は高血圧，81mg以下の低用量アスピリンの使用，プロトンビン時間国際標準比（PT-INR）3.0以上でした．その他のリスクとして女性，糖尿病などが危険因子としてあげられています．

　疑わしい所見があれば緊急CT撮影が必須です（MRIは不可）が，急性期の単純CTで

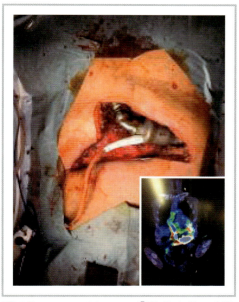

図13　HeartMate II® 装着患者の広範囲デブリートメント

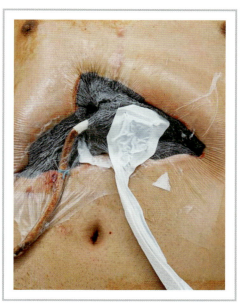

図14　HeartMate II® 埋込み患者のVAC療法

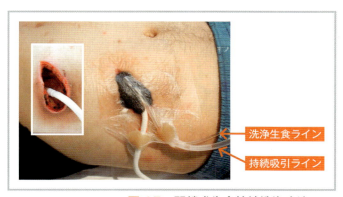

図15　閉鎖式生食持続洗浄療法

は出血の有無しかわからないので，虚血性脳卒中を疑う（脳卒中重症度評価スケール：NIHSS≧6で出血がない）場合，造影は必須です．出血が明らかになれば抗凝固のリバースを行います．少しでも症状が出現していれば乾燥人血液凝固第Ⅸ因子複合体製剤（PPSB-HT ニチヤク）500単位投与と同時にFFP投与開始．30分後にPT-INRを再検しPT-INR1.5以上ならPPSB-HTを500単位再投与．以後，PT-INR1.5以下を維持するように適宜調整します．同時に脳神経外科および脳血管内科にコンサルトし開頭手術の適応や血管内治療の適応を協議し判断します．多くの場合CTアンギオによる責任血管の同定が必要です．抗凝固療法再開の時期は適宜相談しながら決定します．2017年9月に直接ワルファリンに拮抗しリバースできるプロトロンビン複合体製剤ケイセントラ®が保険償還されたため，今後積極的に使用されるものと思われます．

③大量出血

大量出血とは死亡の原因となる，あるいは手術，入院，輸血などを要する出血のことです．J-MACS有害事象判定委員会の報告によると，ポンプポケット，縦隔，胸壁，胸腔，消化管などからの出血が比較的多くみられますが，出血部位不明と判断された症例もあり，特定の場所からの出血が多い状況ではありませんでした．

原因として抗凝固療法の影響と判断されるものもありましたが，因果関係がはっきりしない出血も多いです．後天性von Willebrand症候群（AVWS）はiVAD患者の出血傾向の一因として，ポンプ内に発生する過度のずり応力によりより生じるvon Willebrand因子（VWF）高分子多量体の過剰分解に起因する止血異常症です．皮膚や粘膜からの出血症状がみられ，特に消化管出血では治療に難渋することが知られておりHeyde症候群といいます．Heyde症候群における消化管出血の機序は，VWFには血管新生抑制作用があり，その欠損により異常な血管新生が起こる可能性が考えられています．消化管出血に対しては内視鏡治療，抗凝固・抗血小板療法の漸減や中止を行い，難治性の場合，サンドスタチン®やサリドマイドの薬剤投与を検討します．

④装置の不具合

装置の不具合としてはJ-MACSの有害事象判定委員会の報告によるとiVADではポンプ本体，コントローラー，バッテリー，ドライブラインやケーブル，血栓症などさまざまな不具合が機種に関係なく起きています．術後近接期では脱血管位置異常による脱血障害，血液ポンプ停止（本体・ドライブラインの異常），送血管の屈曲による血流途絶などがあり，緊急手術が必要となることもあります．

精密機械で部品点数も多く生体に埋込まれているため，取り扱いの問題以外にもさまざまなトラブルが発生するものであると認識し，緊急時の対応をシミュレーションしておくことが重要です．eVADでは処置を要する装置内血栓症などの不具合が多くみられます．

当院の装置の不具合事例としてはニプロVADにおいてポンプや回路接続部の確認を多職種で十分に行っているつもりでしたが，結果としてポンプや回路の自重や体動で接続部が緩み，数ヵ月単位で数cm抜けていたと思われる経年的自然脱落を認めたため，現在は定められた位置にマーキングを行うこと，月に1階接続部の写真を撮影し比較確認を行うこと，日々の接続部の確認をチェックリストおよび記録に残すことなどの取り決めをして，厳重に観察を行っています（図16）．

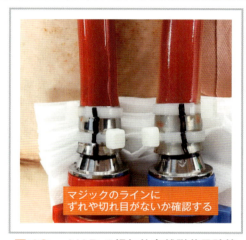

図16　eVADの経年的自然脱落予防策

⑤ポンプ内血栓症

　VADは人工物であるので，抗凝固療法とそのコントロールが必須です．ポンプ内血栓症の原因となりうる因子はさまざまですが，デバイス関連因子，患者関連因子，マネージメント関連因子の3つに分けられます（表5）．デバイス関連因子はさまざまな工夫により改善してきていますが，いまだ大きな問題です．患者関連因子，マネージメント関連因子は術前・術後を含む周術期管理，埋込み手技，遠隔器管理にかかわる因子であり，ポンプ内血栓症の因子はこれらの因子によることが多いです．

埋込み時にポンプ内血栓症の原因となりうる因子は可能な限り除去されるべきであり，そのためにも十分な術前評価が重要です．
また，デバイスごとに推奨される埋込み手技があり，ポンプ本体やインフローカニューレ・アウトフローグラフトなどの位置選択は最大限の注意が払われるべきです．

　さらに適切な前負荷と後負荷の管理も非常に重要です．その他，心臓エコーや心臓カ

テーテル検査でポンプの至適回転数を症例ごとに決定すること，平均動脈血圧を 80 〜 90mmHg 以下で管理することが推奨されています．

　ポンプ内血栓症が起こりうる状態は左室内血栓など全身のあらゆるところで血栓症が起こりうると考えてよいでしょう．ポンプ内血栓を疑う所見としては心不全症状の出現，ポンプ駆動音の変化・異音，血液検査の LDH の上昇，VAD のポンプ出力の上昇と流量低下などです．

　抗凝固療法としては，埋込み術後止血確認をした後ヘパリンの持続投与を開始し，経口摂取が可能になってからワルファリンと抗血小板薬による抗凝固療法を開始します．新規経口抗凝固薬（novel（new）oral anticoagulants：NOAC または direct oral anticoagulants：DOAC）は推奨されていません．ワルファリンのコントロールは PT-INR 値で管理しますが，目標値は装着した VAD によって異なります．

表 5　ポンプ内血栓症の原因となりうる種々の因子

デバイス関連因子	患者関連因子	マネージメント関連因子
1. ポンプ内での熱産生 2. 血液接触面での血栓形成 3. ずり応力による血小板機能亢進 4. 血液のうっ滞 5. カニュレーション部位での血栓形成 6. アウトフローグラフトの変形・閉塞 7. インフローカニューレの位置異常	1. 心房細動 2. 心房内・心室内血栓 3. 僧帽弁置換機械弁 4. 感染症・敗血症 5. コンプライアンス不良 6. 低流量 　・体重変化や姿勢によるカニューレの位置移動 　・右心不全 　・脱水 　・高血圧 7. 過凝固状態 　・凝固異常疾患 　・抗リン脂質抗体症候群 　・ヘパリン起因性血小板減少症 　・悪性腫瘍	1. 不十分な抗凝固療法 2. 抗血小板薬非使用 3. インフローカニューレの位置異常 4. 感染コントロール困難 5. 低流量 　・低ポンプ回転数 　・不十分な降圧治療

（Goldstein DJ, et al：Algorithm for the diagnosis and management of suspected pump thrombus. J Heart Lung Transplant 32(7)：667-670, 2013. 牛島智基，他：ポンプ血栓症は疑うことからはじまる．医学のあゆみ　262(1)：114, 2017 より引用）

表 6　九州大学病院で管理目標とするデバイス別の PT-INR 値

デバイス	目標となる PT-INR 値
DuraHeat®	2.0 〜 3.0
EVAHEART®	2.5 〜 3.5
HeartMate II®	1.8 〜 2.5
Jarvik 2000®	1.8 〜 2.5
ニプロ VAD	3.0 〜 4.0
AB5000	2.0 〜 3.0
EXCOR® Pediatric	2.7 〜 3.5

（牛島智基，他：ポンプ血栓症は疑うことからはじまる．医学のあゆみ　262(1)：116, 2017 より引用）

> 当院では
> eVAD であるニプロ VAD の PT-INR 値を 3.0～4.0
> iVAD の DuraHeart® の PT-INR 値は 2.0～3.0，EVAHEART® が 3.0 前後，HeartMate II® が 1.8～2.5，Jarvik2000® が 1.8～2.5，HVAD® が 2.5 前後で管理しています．EXCOR®Pediatric は PT-INR 値 2.7～3.5 が推奨され，他施設では 3.0 前後でコントロールしているようです（表 6）．

　最近，毛細管血を 10μL 以上点着するのみで PT-INR データが測定できる積水メディカルのコアグチェック® が登場し，簡便に測定し速やかに治療に反映できるようになっています．抗血小板薬の併用は低用量アスピリンを原則とし，必要に応じてチクロピジン塩酸塩やクロピドグレルに変更しています．
　ポンプ血栓が明らかな場合，方針はポンプ内血栓の治療アルゴリズムに準じます．iVAD の抗凝固コントロールは eVAD より容易ですが，一方で脳梗塞，脳出血の脳合併症の頻度に大きな差がないことは問題点であり，今後の課題だと考えます．

⑥右心不全

　一般的な右心不全とは右心系の機能低下による静脈うっ血により，多臓器に浮腫をきたした状態です．中心静脈圧の上昇が一般的な指標（CVP>10cmH$_2$O）で右室駆出力の低下や肺血管抵抗の上昇を呈します．VAD 装着から 1ヵ月までの急性期は右心不全と肺血管抵抗高値を認めることが多いですが，同時に心拍出量の確保も求められます．

> 十分なモニタリングのもとボリューム負荷や急性心不全治療ガイドラインの両心不全の治療戦略に準じて薬剤調整を厳密に行う必要があります．

　致死性不整脈や収縮不全，三尖弁閉鎖不全も起こりやすい時期です．術後亜急性期～慢性期（術後 2～3ヵ月）は自己心機能の改善を認める時期ですが，VAD 挿入の影響による大動脈弁閉鎖不全を予防するとともに VAD 離脱の可否を評価していきます．
　慢性期（術後 3ヵ月以降）は VAD 装着状態での血行動態安定の時期であり，退院に向け活動レベルの上昇に合わせた VAD や薬剤の調整を行います．
　心エコー検査は急性期～慢性期にかけて適宜実施し，左室拡張末期径，右心系・左心系のバランス，心室・心房中隔位置，右室流出路速度時間積分値と心拍出量や大動脈弁閉鎖不全症，僧帽弁閉鎖不全症の有無や程度を把握します．

⑦大動脈弁閉鎖不全（aortic incompetence：AI）

　AIとは大動脈弁が何らかの影響で完全に閉じなくなり，左心室から全身に送り出した血液の一部が再び左心室に戻ってくるため，左心室に負担がかかる状態です．VAD装着を必要とするような重症の心不全においては，自己心がVADからの送血圧以下の圧しか作り出すことができず，心周期のほとんどにおいて大動脈圧＞左室内圧となり，結果として大動脈弁を開放することができなくなります．このような状態が持続すると，大動脈弁の弁尖に癒合が生じAIを生じてきます．

　VAD装着患者のAIの発生機序は，上行大動脈への送血によるストレスが弁輪を拡大させる可能性や，拍動ポンプや遠心ポンプに比べて脈圧を生じにくい軸流ポンプによる大動脈平滑筋細胞の萎縮による菲薄化の可能性が示唆されています．

　AIが進行するとVADの離脱に不利になるだけでなく，VAD装着がなされていながら心不全のコントロールに難渋する恐れがあります．VAD装着後AIを認める場合は，そうでない場合に比べて予後が悪いです．

> VAD装着前にAIがある場合は修復を考慮し，VAD装着後にAIが発生したら大動脈弁が開放するようにポンプ回転数を調整します．それでもAIに改善を認めない場合は修復を考慮するなど，AIの発生を防ぐことは極めて重要です．近年，侵襲の少ない経カテーテル的大動脈弁植込み術（TAVI）も検討されています．

⑧その他の問題点

　iVADは在宅医療を可能にするVADですが，行動範囲の制限やそれに付随して就労の問題，長い臓器移植待機期間に伴う在宅医療の長期化から，患者・介助者ともに機器の取り扱いなどの管理が緩慢となる例を認め，さらに先の見えない状況に抑うつ状態になる例も少なくありません．

> 介助者も含めた早期かつ状況に応じた再教育や精神的ケアが必要となります．

3. 主要VADの機種ごとの観察項目

① eVAD
● ニプロVAD（図17）

> 日々の点検や観察項目として，まず駆動装置が問題なく駆動しているかを確認します．

VCT50xの場合，タッチパネルのERRORボタンが緑色に点灯していること，BATTERY　CHARGEランプが緑色に点灯していることを確認します．何か問題があれば赤色に点灯します．

> ポンプの送・脱血と駆動チューブ部分の接続は確実か，結束バンドで緩みなく固定されているか，経年的自然脱落の徴候はないか十分に観察を行います．次に血液ポンプの血栓の有無と程度を観察します．

血栓を形成しやすい部分として弁倫部分，P-Cコネクター間のハウジング部分，ダイアフラムの中央部分，ポンプ外周にあたるD-Hジャンクションがあげられます（**図18**）．

> 重点的に懐中電灯で確認を行うとともに，図を用いるなど誰もがわかる方法で記録に残すことも重要です．

血液ポンプの裏側は送・脱血管の長さにも影響しますが，一般的に視認しにくいです．頻回に持ち上げて視認することは皮膚貫通部創の安静に影響し，治癒の遅延や不要な疼痛を引き起こします．その際は手鏡での視認が有効です．

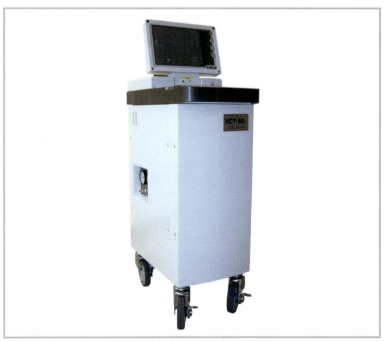

図17 ニプロVADコンソール

また，無停電電源への接続や中央配管の空気と吸引への接続，コンソールの陽圧・陰圧ホースが確実に接続されているか確認します．

　設定にはECGトリガーと固定レート：インターナルトリガーがありますが，通常インターナルトリガーで管理することが多いです．ポンプ駆動を調整するものとして，①駆動陽圧（driving pressure：DP）は駆動装置から空気室に送り込まれる空気の圧力で，通常は180〜20mmHgに設定し，高く設定すると駆出時間を減少することができます．②駆動陰圧（vacuum pressure：VP）は空気室から駆動装置に引き込まれる空気の圧力で，通常は−40〜−50mmHgに設定し，血液充満速度を上げることができますが，過剰陰圧は溶血の原因となります．③VAD駆出時間（%-Systole）は1回の血液ポンプ拍動のうち駆出期の占める割合で，通常は35〜45%程度が多いです．血液ポンプの駆動をみながら調節するため最も多用するパラメータです．④ポンプ拍動数（pump rate：PR）は1分間に血液ポンプが拍動する回数で，通常60〜90bpmで使用し，1回拍出量が一定の場合はこの回数で補助することができます．

　これら4つの設定を持続的にモニタリングするとともに過度な吸引設定でダイアフラムがポンプ内壁（ハウジング）への接触を繰り返すと破損の原因や蛋白質の破壊による血栓形成の原因となるため，適正なポンプ設定が行えているか循環血液量の評価も含め定期的に心臓エコーを行います．

　また，バッテリーは搭載していますが，作動不良時はポンプの動きを確認しながら送気球を使用してポンプ駆出を行う必要があり，送気球の有無だけでなく，破損がないことや

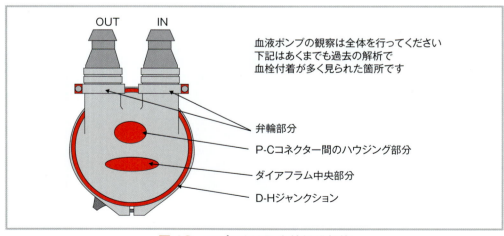

図18　ニプロVAD血栓好発部位

実際の使用方法についてシミュレーションしておく必要があります．

　血液ポンプの拍動による振動は患者にとって不快であり，時に痛みを伴います．振動を吸収するためにスポンジを血液ポンプと体表面の間に挟んだり，キルティング素材でポシェットを作成し，血液ポンプをスポンジと一緒に入れ，衝撃を吸収したりすることも有効です（図19）．

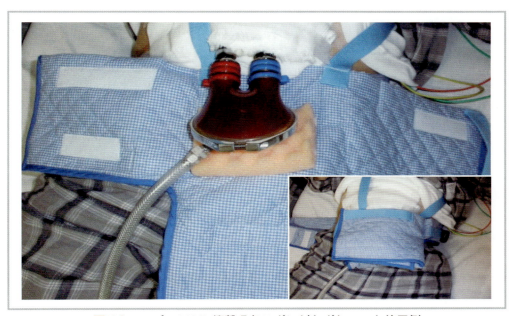

図19　ニプロVAD衝撃吸収スポンジとポシェット使用例

● AB5000（図20）

> 日々の点検や観察項目として，まず駆動装置が問題なく駆動しているかを確認するために操作パネルを確認します．

　AB5000®コンソールの場合，電源が接続されている間はAC POWERと表示されたLEDが緑色に点灯します．安全な作動を確保するためにいくつかの異常検出，警報システムが組み込まれており，異常な流れや圧の状態を検出すると警報を発生し，LED表示およびメッセージによる警告とともに異常を知らせます．内蔵コンプレッサーによる駆動なので中央配管との接続は必要としません．

　設定は収縮期・拡張期切り替えがオートマティックのため駆動陰圧（－35～－100 mmHg）のみ設定します．駆動陽圧は固定でLVADポートは420mmHg，RVADポートは300mmHgです．拍動数＝分時拍出量をコントロールするのには駆動陰圧を増減することで対応します．

> ポンプの送・脱血とドライブライン部分の接続は確実か，結束バンドで緩みなく固定されているか，経年的自然脱落の徴候はないか十分に観察を行います．次に血液ポンプの血栓の有無と程度を観察します．

　血栓を形成しやすい部分は送血側三尖弁輪部分です．ポンプ本体の血栓は血液が充填された状態，つまり駆動状態では観察不能なことが多いです．

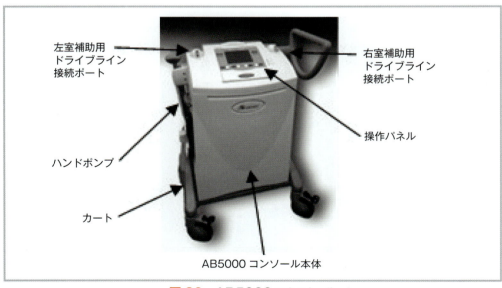

図20　AB5000コンソール
（メディックスジャパン資料より）

> 慎重に懐中電灯で確認を行うとともに図を用いるなど誰もがわかる方法で記録に残すことも重要です．

　血液ポンプの裏側は送・脱血管の長さにも影響しますが一般的に視認しにくいです．頻回に持ち上げて視認することは皮膚貫通部創の安静に影響し，治癒の遅延や不要な疼痛を引き起こします．その際は手鏡での視認が有効です．

> また，無停電電源への接続やコンソールのドライブライン接続が確実に行われているか確認します．

　バッテリーは搭載していますが，作動不良時はポンプの動きを確認しながらニプロ VAD と同様にハンドポンプを使用してポンプ駆出を行う必要があり，ハンドポンプの有無だけでなく，破損がないことや実際の使用方法についてシミュレーションしておく必要があります（図 21）．

　血液ポンプの拍動による振動は患者にとって不快であり，時に痛みを伴う．振動を吸収するためにスポンジを血液ポンプと体表面の間に挟んだり，キルティング素材でポシェットを作成し，血液ポンプをスポンジと一緒に入れ，衝撃を吸収したりすることも有効です．

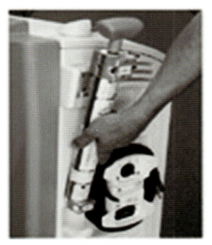
ハンドポンプの取り外し

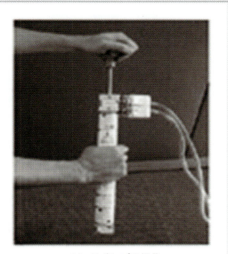
ハンドポンプの操作

図 21　AB5000 ハンドポンプ使用方法
（メディックスジャパン資料より）

● EXCOR®Pediatric（図22，23）

日々の点検や観察項目として，まず駆動装置が問題なく駆動しているかを確認するために操作パネルを確認します．

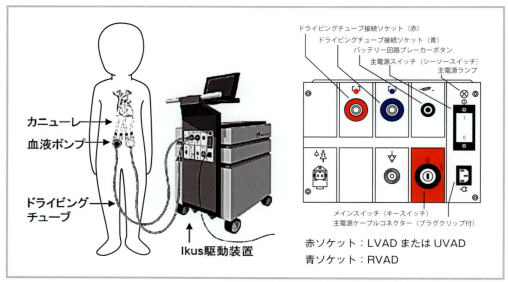

図22 EXCOR®Pediatric 装着図と駆動装置および接続パネル拡大図
（EXCOR®VAD 臨床使用説明書より改変）

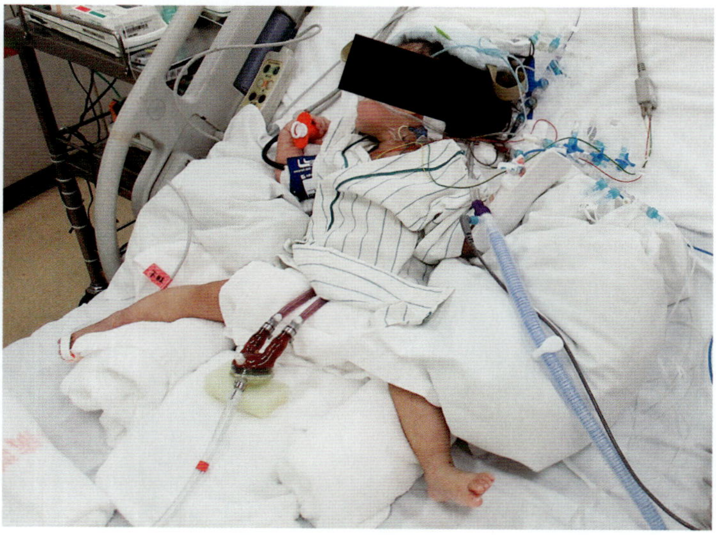

図23 EXCOR®Pediatric 装着例

Ikus コンソールに電源が接続されている間は主電源ランプが緑色に点灯します．安全な作動を確保するためにいくつかの異常検出，警報システムが組み込まれており，異常な流れや圧の状態を検出すると警報を発生し，LED 表示およびメッセージによる警告とともに異常を知らせます．中央配管の空気との接続が必要です．

　Ikus 駆動装置の使用に際しては使用前に 2 時間のウォーミングアップが必要になります．ウォーミングアップの設定は左右同じ設定で収縮期圧 200mmHg，拡張気圧 0mmHg，拍動数 70bpm，% Systole40%，モード BVAD/ 同期モードで行います．その後スタート時の設定は左心補助時は収縮期圧 100mmHg，拡張気圧 − 5mmHg，拍動数 30bpm，% Systole40%，右心補助時は収縮期圧 80mmHg，拡張気圧 − 5mmHg，拍動数 30bpm，% Systole40% の拡張から駆動を開始し，駆動開始後に患者に応じた設定の調整を行います．拍動数の設定は挿入カニューレサイズと血液ポンプのサイズに応じて，65 〜 130bpm の範囲で調整します．モードは片心補助の UVAD モード，両心補助の BVAD モードと同期モードがあり，BVAD の時は左右のポンプを同期・非同期・独自駆動の 3 つの運転モードに設定できます．

> ポンプの送・脱血とドライビングチューブの接続は確実か，結束バンドで緩みなく固定されているか，経年的自然脱落の徴候はないか十分に観察を行います．次に血液ポンプの血栓の有無と程度を観察します．4 時間ごとの確認が推奨されています．

　血栓を形成しやすい部分としてポリウレタンの弁の付着部，カニューレとポンプの接続部などの血液の流れが変化する箇所です（**図 24**）．

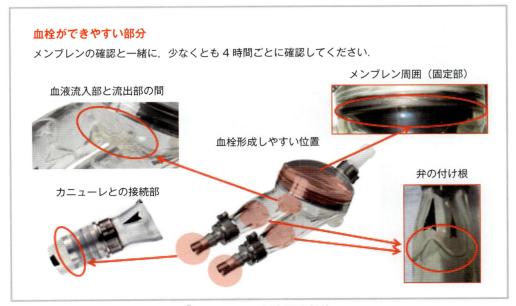

図 24　EXCOR®Pediatric 血栓好発部位（写真提供：カルディオ）

> 慎重に懐中電灯で確認を行うとともに図を用いるなど誰もがわかる方法で記録に残すことも重要です．

　血液ポンプの裏側は送・脱血管の長さにも影響するが一般的に視認しにくいです．頻回に持ち上げて視認することは皮膚貫通部創の安静に影響し，治癒の遅延や不要な疼痛を引き起こします．その際は手鏡での視認が有効です（図25）．

> また，無停電電源への接続やコンソールに接続されたタンクユニットにドライビングチューブ接続ソケットが確実に接続されているか確認します．

　バッテリーは搭載していますが，作動不良時はポンプの動きを確認しながらニプロVAD®と同様にマニュアルポンプを使用してポンプ駆出を行う必要があり，マニュアルポンプの有無だけでなく，破損がないことや実際の使用方法についてシミュレーションしておく必要があります．

　血液ポンプの拍動による振動は患者にとって不快であり，時に痛みを伴います．振動を吸収するためにスポンジを血液ポンプと体表面の間に挟んだり，キルティング素材でポシェットを作成し，血液ポンプをスポンジと一緒に入れ，衝撃を吸収したりすることも有効です．患児の身長によっては体幹長に比べてカニューレの長さが長くなり，手足にかけやすい状況になるため非常に危険です．予防目的で上述のポシェットや固定バンドを使用するなど予期しない事故抜去を防ぐ工夫が必要です．当院では固定バンドは成人のバストバンドを体幹長に合せて切断して使用しています．

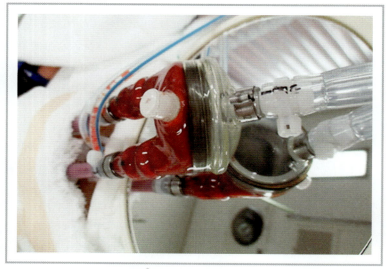

図25 EXCOR®Pediatric 手鏡を使用しての観察

②体外循環装置用遠心ポンプ

一般的な使用方法はPCPSと変わらないため、観察項目は本書のPCPS・ECMOを参考にしてください（図26）。当院では回路の固定には固定力に優れた祐徳薬品の布絆創膏を使用し、数ヵ所固定しています。本体はベッド足元で管理しており回路が非常に長いため、ベッドサイドでのリハビリテーション時は臨床工学技士も同席のもと安全を十分に担保し行っています。このような症例においても端坐位や立位、足踏み運動は行っています。

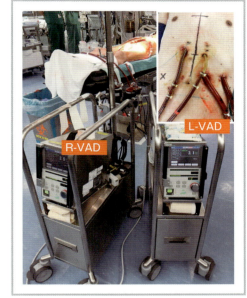

図26 体外循環装置用遠心ポンプを使用してのBi-VAD装着例

③ iVAD

● HeartMate Ⅱ®（図27）

国内で使用されるiVADの中で最も一般的な機種です。

> 日々の点検や観察項目として、まず駆動装置が問題なく駆動しているかを確認するためにクリニカルスクリーンといわれるシステムモニターを確認します。

アラーム時はこのシステムモニターはアラーム画面を表示します。患者側から血液ポン

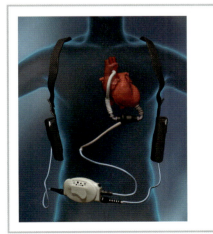 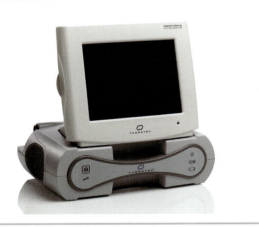

図27 HeartMate Ⅱ® 装着図とクリニカルスクリーンとパワーモジュール
（写真提供：ニプロ）

プ，経皮ドライブライン，システムコントローラー，電源ケーブル，パワーモジュール，電源コードの順番で接続されています．クリニカルスクリーンやディスプレイモジュールはパワーモジュールに接続します．

　この機種は一瞬でも電源が供給されない状況になるとアラーム音が発生します．システムコントローラーに電源が接続されている間は主電源ランプが緑色に点灯します．安全な作動を確保するためにいくつかの異常検出，警報システムが組み込まれており，異常な回転や圧の状態を検出すると警報を発生し，LED表示およびメッセージによる警告とともに異常を知らせます．

> システムコントローラーに接続される経皮ドライブラインはロックシステムで強固に接続されています．確実にロック状態となっているか確認します．

　設定はポンプ速度設定のみで一般的に8,000〜10,000rpmで管理することが多いです．ポンプ血栓予防のためには9,200rpm以上が推奨され，8,400rpm以下を避けることが推奨されています．当院ではシステムコントローラーとパワーモジュールの落下防止のためにこれらを入れた付属のキャリングバックのベルトを臥床時はベッド柵に通し固定するとともにベッドサイドレールスペーサーを使用することを取り決めし，キャリングバッグの予期せぬ転落を防止しています．固定はCENTURION®のアジャスタブルチュービングアンカーを使用し1点固定とし，坐位などの姿勢において動きの妨げとならないように工夫しています（図28）．交換頻度は3〜5日おきとなっています．

　ドライブラインにずれや抜けがないかを確認するためにドライブラインに直接マジックマーキングを行うと固定位置の微妙な変更の際きれいに消せなくなる恐れや，それによるマーキングが増え，正しいマーキング位置がわからなくなる恐れもあるため，ドライブラインのマーキングにはピンクのビニールテープを使用します．皮膚は直接黒マジックでマーキングを行っています．マーキングはこの固定テープの両端で行い，ずれや抜けがないか確認を行っています．ドライブラインに強いテンションや屈曲などの外力がかかることで，断線などのケーブルトラブルが起きないように取り回しや取り扱いには十分注意します．

　血液ポンプの血栓については構造上確認ができないため，回転速度の変化や回転音の異音を注意深く観察します．少なくとも1日に1回パワーモジュールに異常がない

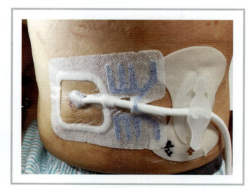

図28　iVAD皮膚貫通部の固定例（ドライブラインにビニールテープマーキング，皮膚マーキングは黒マジック）

ことを確認するためセルフテストを行う必要があります．セルフテスト時は非常に大きなアラーム音が鳴ります．事前に患者や家族，周辺の医療スタッフにも伝えておくとよいでしょう．

● Jarvik2000®（図29）

> 日々の点検や観察項目として，まず駆動装置が問題なく駆動しているかを確認するためにコントローラーパネルを確認します．

　この機種はコンソールがないため，設定やアラームの履歴を追うことができません．日々管理票などを用いて記録を残しておく必要があります．

　コントローラーパネルにはバッテリー電力の低下・過剰およびポンプの停止警報とランプ点灯表示，ポンプ低回転（設定より200rpm低下）時の警告ランプ点灯表示があります．この機種はバッテリー供給が1本のみでバックアップ機能がありません．全電力喪失トラブルが他のiVAD機種に比べて高いのでバッテリー交換時は十分に注意しましょう．

　患者側から血液ポンプ，体内ケーブル，体外ケーブル，コントローラー，Yケーブル，バッテリーケーブル，据え置き型または携帯型バッテリー，電源コードの順番で接続されています．バッテリーに電源が供給されている間はPOWERランプが緑色に点灯します．

> コントローラーに接続される体外ケーブルやYケーブルはロックシステムで強固に接続されています．確実にロック状態となっているか確認します．

　設定はポンプ速度設定のみで一般的に8,000～12,000rpmで管理することが多くコントローラーに5段階の回転数設定ダイヤルと設定ダイヤルを表示する窓がついています．回転数設定1は8,000rpmで1ダイヤルごとに1,000rpm上昇し回転数設定5で

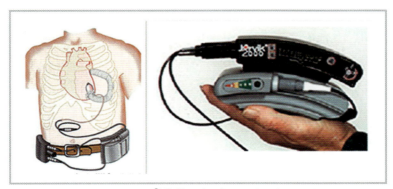

図29　Jarvik2000®装着図とバッテリーとコントローラー
（写真提供：センチュリーメディカル）

12,000rpm となります．落下防止対策や固定，血栓の確認方法については HeartMate II® に準じます．患者は自分のコンディションや運動強度に合せて調整が可能です．また左心室から上行大動脈への血液拍出を促すことにより，左心内や大動脈基部の血栓形成を抑制し，塞栓症を予防することを目的に 64 秒中 8 秒間 7,000rpm に自動的に回転数が下がる設定（intermittent low speed：ILS mode）が装備されています．落下防止対策や固定，血栓の確認方法については HeartMate II® に準じます．

　体内ケーブルや体外ケーブルに強いテンションや屈曲などの外力がかかることで断線などのケーブルトラブルが起きないように取り回しや取り扱いには十分注意します．**この機種は急変時の胸骨圧迫と除細動器の使用が許可されていますが，除細動時は体外ケーブルを外す必要があります．**

● EVAHEART®（図 30）

　日々の点検や観察項目として，まず駆動装置が問題なく駆動しているかを確認するために CO2 コントローラーを確認します．上部にコントローラー表示部と側面にディスプレイ表示部があります．患者側から駆動ケーブル，駆動ケーブル接続部，CO2 コントローラー（ディスプレイ，クールシールユニット，バッテリー，非常用バッテリーが一体化），必要時外部モニター，電源コードの順番で接続され，外観は非常にシンプルです．

　この機種は一瞬でも電源が供給されない状況になるとアラーム音が発生します．CO2 コントローラーに電源が接続されている間は主電源ランプが緑色に点灯します．安全な作動

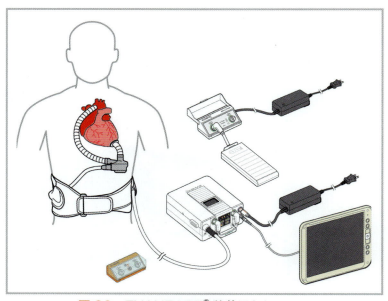

図 30　EVAHEART® 装着図とシステム
（写真提供：サンメディカル研究所）

を確保するためにいくつかの異常検出，警報システムが組み込まれており，異常な回転や圧の状態を検出すると警報を発生し，コントローラー表示部にアラームランプの点灯およびメッセージによる警告とともに異常を知らせます．また血液駆動を司る主要回路は2重回路とし，万が一故障してもバックアップの回路に自動的に切り替わり，コントローラー故障によるポンプ停止のリスクを低減しています．

> CO2 コントローラーに接続される駆動ケーブルはロックシステムで強固に接続されている．確実にロック状態となっているか確認します．

この機種はクールシールシステムという独自の機構で滅菌蒸留水が循環しているため，CO2 コントローラーからの水漏れがないかも毎日観察します．設定はポンプ速度設定のみで一般的に 1,700〜2,000rpm で管理することが多く，軸流ポンプに比べて極めて低回転です．固定，血栓の確認方法については HeartMate II® に準じます．

駆動ケーブルに強いテンションや屈曲などの外力がかかることで断線などのケーブルトラブルが起きないように取回しや取扱いには十分注意します．

● HVAD®

国内では現在治験中です．

> 日々の点検や観察項目として，まず駆動装置が問題なく駆動しているかを確認するためにコントローラーの表示を確認します．

患者側からドライブライン，コントローラー，電源コードもしくはバッテリーの順番で接続されます．モニター接続ポートも有しており外部モニター表示も可能です．

この機種は一瞬でも電源が供給されない状況になるとアラーム音が発生します．コントローラーに電源が接続されている間は主電源ランプが緑色に点灯します．安全な作動を確保するためにいくつかの異常検出，警報システムが組み込まれており，異常な回転や圧の状態を検出すると警報を発生し，コントローラー表示部にアラームランプの点灯およびメッセージによる警告とともに異常を知らせます．コントローラー表示部にはスクロールボタンがあり，ポンプ情報や発せられたすべての警告を表示できます．

> コントローラーに接続される駆動ケーブルはロックシステムで強固に接続されていますが，確実にロック状態となっているか確認します．

設定はポンプ速度設定のみで一般的に 2,400〜2,600rpm で管理することが多く，

EVAHEART® と同じく軸流ポンプに比べて極めて低回転です．

　固定，血栓の確認方法については HeartMate Ⅱ ® に準じます．ドライブラインに強いテンションや屈曲などの外力がかかることで断線などのケーブルトラブルが起きないように取り回しや取扱いには十分注意します．

④その他の VAD
● IMPELLA® 循環補助用心内留置型ポンプカテーテル（図 31）

　新たな概念と機構をもつ VAD です．左心室から直接脱血し，大動脈へ順行性に送血する心内式軸流ポンプカテーテルです．基本的に大腿動脈からアプローチされますが，当院心臓血管外科ではリハビリテーションも考慮し，右鎖骨下からアプローチされることが多いです．短期間の使用を目的に作られています（表 7）．これまで述べてきた eVAD や iVAD とは大きく特徴が異なりますので以下に詳しく説明します．

　日々の点検や観察項目として，まず駆動装置が問題なく駆動しているかを確認するために IMPELLA® 制御装置の表示画面を確認します（図 32）．

　患者側からカニューレ（吸入部・吐出部・モーター部・位置感知用開口部），カテーテルシャフト，留置用シース，カテーテルプラグ，接続ケーブル，ポンプ接続プラグ，IMPELLA®

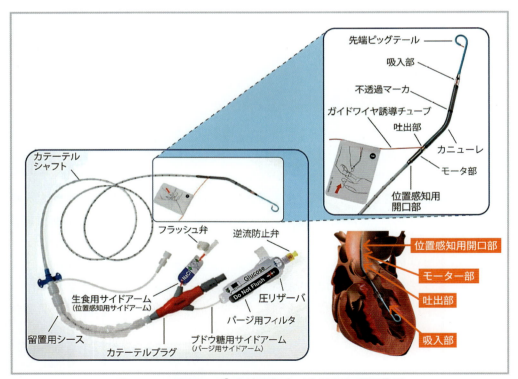

図 31　IMPELLA® 全体図および先端部と留置位置
（ABIOMED 社 HP より改変）

	経皮的VAD	IABP	PCPS	体外型LVAD（左室補助人工心臓）	植込型LVAD（左室補助人工心臓）
機能区分	193 補助循環用ポンプカテーテル	128 バルーンパンピング用バルーンカテーテル	125 遠心式体外循環用血液ポンプ	129 補助人工心臓セット	
流量	1.0～5.0L*	0.3～0.5L*	3.0～7.0L*	3.0～5.0L*	～10.0L**
循環補助法	流量補助	圧補助	流量補助	流量補助	流量補助
脱血送血方向	順行性 脱血／左心室 送血／大動脈	心臓に対して脱血・送血せず	逆行性 脱血／大静脈 送血／大動脈	順行性 脱血／左心室 送血／大動脈	順行性 脱血／左心室 送血／大動脈
ポンプ有無／ポンプ位置	○／体内	×	○／体外	○／体外	○／体内
バルーン有無	×	○	×	×	×
呼吸補助	×	×	○	×	×
挿入方法	経皮的	経皮的	経皮的	外科的	外科的

＊ Tamara M, et al : A Practical Approach to Mechanical Circulatory Support in Patients Undergoing Percutaneous Coronary Intervention. JACC : Cardiovascular Interventions 9(9) : 871-883, 2016
＊＊急性心不全治療ガイドライン（2011年改訂版）

表7　循環補助を目的とする既存の医療機器との比較
（医療機器レギュラトリーサイエンス研究会 2018年3月12日作成資料より改変）

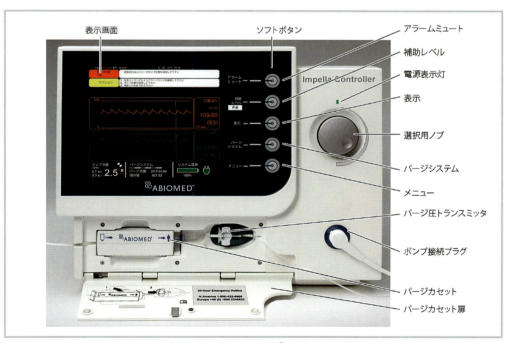

図32　IMPELLA®制御装置
（ABIOMED社HPより改変）

制御装置，電源コードの順番で接続されており，カテーテルプラグにはモーター部に血液が流入しないようにするためのパージ液（パージ：purge とは清掃・浄化を意味）を送るパージ用サイドアーム，パージ用ライン，パージカセットが接続されています．接続方法にIMPELLA®2.5，5.0で大きな違いはありません．IMPELLA®制御装置に電源が接続されている間は電源表示灯が緑色に点灯します．異常な流れや圧の状態，カニューレの位置異常，パージ液の流量異常や閉塞などを検出するとIMPELLA®制御装置は警報を発生し，LED表示およびメッセージによる警告と合わせて異常を知らせます．アラームは緊急，警戒，注意の3段階の重要度別に分けられています．このシステムは電源のみで駆動します．内蔵バッテリー駆動時間は最長60分です．

　IMPELLA®制御装置に接続されるポンプ接続プラグはロックシステムで強固に接続されています．確実にロック状態になっているか確認します．

　IMPELLA®2.5と5.0の選択は補助のレベルと大動脈弓の幅で選択されます．2.5や5.0は最大拍出量を意味するため5.0のほうが最大拍出量が多いですが，カニューレ径も太いのですべての症例に使用できるわけではありません．設定は補助レベルP0～P9で調節し（**表8**），血行動態の指標となるMAP，CVP，PCWP，CO，心臓エコーなどで総合評価し設定します．位置評価については経胸壁心エコー（TTE）：傍胸骨左縁長軸像，経食道心エコー（TEE）：左室長軸像で行い，吸入部が大動脈弁から3.5cm下に位置すること，僧帽弁尖や腱索，乳頭筋など左心室内構造物に接触していないこと，吐出部が大動脈弁に接触せず，大動脈弁より上部に位置することが画像評価で必要であり（**図33**），位置確認のエコー画像はIMPELLA®制御装置に貼る取り決めをしています．IMPELLA®制御装置の

表8　補助レベルごとのポンプ回転数および補助流量の目安

IMPELLA 2.5			IMPELLA 5.0		
補助レベル	ポンプ回転数（rpm）	流量（L/min）	補助レベル	ポンプ回転数（rpm）	流量（L/min）
P0	0	0.0	P0	0	0.0
P1	25000	0.0-0.5	P1	10000	0.0-1.4
P2	35000	0.4-1.0	P2	17000	0.5-2.6
P3	38000	0.7-1.3	P3	20000	0.5-3.1
P4	40000	0.9-1.5	P4	22000	0.9-3.4
P5	43000	1.2-1.8	P5	24000	1.4-3.7
P6	45000	1.4-2.0	P6	26000	1.8-4.0
P7	47000	1.6-2.2	P7	28000	2.6-4.4
P8	50000	1.9-2.5	P8	30000	3.4-4.7
P9	51000	2.1-2.6	P9	33000	4.2-5.3

＊IMPELLA 2.5はP8が連続使用での最大補助レベルである．P9は，留置後の安定性を確認するためだけに使用することを目的としているため，5分後には自動的にP8に移行する．
＊補助レベル別の流量は，吸入部と吐出部の圧差が60mmHgの環境下で行った体外実験による計測値であり，サクションや不適切な留置位置，後負荷により流量が上記と異なる場合がある．　　　　　　（IMPELLA®クイックリファレンスガイドより改変）

表示画面ではポンプ位置画面の位置波形：大動脈波形やモーター波形：パルス状の波形が適正に出ていることで評価します．実際にはこの2つの波形を組み合わせてポンプ位置を自動判定しています．IMPELLA®2.5，5.0のいずれも補助レベルP0はポンプ回転数0 rpm，流量0.0 m L/minを意味するので基本的に設定することはありません．

　IMPELLA®挿入後は患者にヘパリンを投与し，ACT160〜180秒に延長しコントロー

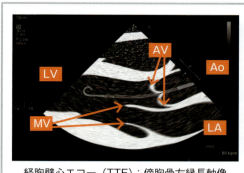
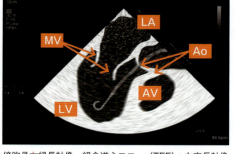

経胸壁心エコー（TTE）：傍胸骨左縁長軸像　　　　傍胸骨左縁長軸像、経食道心エコー（TEE）：左室長軸像

図33　IMPELLA® ポンプ 適正位置の心エコー画像
実際の心エコーよりIMPELLA®を鮮明に示している
（ABIOMED社HPより改変）

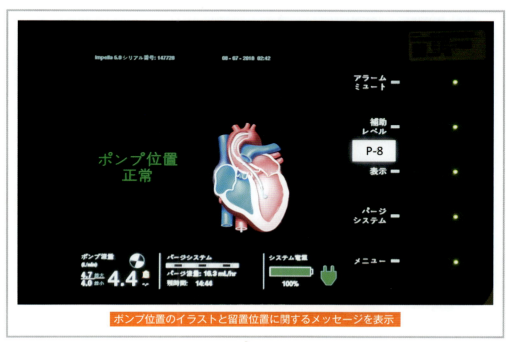

図34　IMPELLA® 制御装置　ホーム画面

ルします．ポンプ位置をイラストで確認できるホーム画面もありますが（図34），当院はポンプ位置画面を常に表示することにしています（図35）．表示のソフトボタンを押すとパージ流量・圧やパージ液履歴が確認できます（図36）．

　IMPELLA®はモーター内への血液侵入を防ぐためのバリア機能で血液と逆方向に流れるパージ液によって圧バリアを形成します（図37）．これをパージシステムといいます．モーター内への血液の侵入を防ぐためにはパージ圧は常に収縮期圧より高くなければならず，パージ圧トランスミッタからIMPELLA®制御装置にパージ液の圧が伝送され，その圧に応じてパージ流量を自動調節しパージ圧を既定の範囲内に制御しています．パージ液はブドウ糖液を使用することが指定されており，生理食塩液はモーター破損につながる恐れがあるため使用できません．濃度は5～40％，容量は50～1,000mLが使用可能ですが，500mLが推奨されています．また1mLあたり，ヘパリン50単位を添加することになっており，この添加量は患者の状況に応じて調整してもよいことになっています．当院では基本的に5％ブドウ糖液500mLにヘパリン25,000単位を添加して50単位/mLで作成しています．パージカセットの交換時期の明確な規定はないようですが，当院では5日ごとに交換しています．実際に自動調節され投与されたパージ液の量はパージ液履歴画面に最大8時間残っているため，記録に残す場合，8時間以内に転記しておく必要があります．

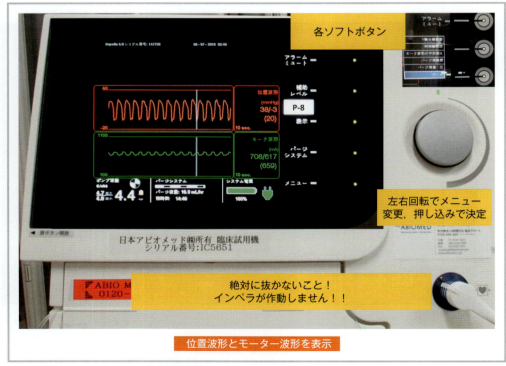

図35　IMPELLA®制御装置　ポンプ位置画面および表示ボタンクリック画面

IMPELLA®2.5には生食用サイドアーム（位置感知用センサーアーム）があり，生理食塩液を加圧バックにセットし300〜350mmHgに加圧します．留置用シースのサイドラインは採血・投薬は禁忌であり誤って使用しないため明記することにしています．使用できないように結紮・結ぶなどの対応はルートの破損の可能性があるため行いません．ポンプ

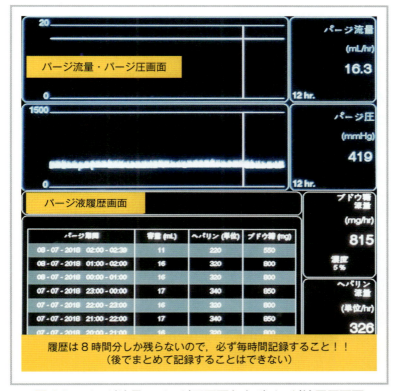

図36　パージ流量・パージ圧画面およびパージ液履歴画面

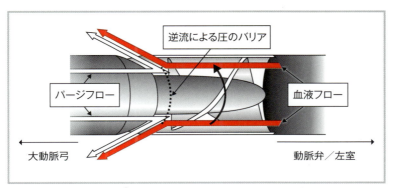

図37　IMPELLA® 吐出部での血液フローとパージフローの流れ
（Allender JE, et al：Pharmacologic Considerations in the Management of Patients Receiving Left Ventricular Percutaneous Mechanical Circulatory Support. Pharmacotherapy 37(10)：1272-1283, 2017 より改変）

位置不良アラームが鳴った場合まず心臓エコーを行います．溶血を確認するために尿色や尿潜血を適宜確認する必要があります．

　固定は大腿動脈アプローチの場合はIABPなどの固定に準じますが，平坦な場所が多く固定が安定しやすい大腿内側が好ましいとされています．鎖骨下動脈の場合は図38のように固定し，Rを大きく取り屈曲を予防しています．位置の測定はスワンガンツカテーテルなどの測定と同様で，各勤務1回はダブルチェック，体動時はその都度測定するようにしています．

　体位制限としては大腿動脈アプローチの場合カテーテルシャフトの屈曲や閉塞の可能性があるためベッド挙上は30°までに制限されています．また，ポンプ位置の移動が起こる可能性があるため，必要ならばアプローチ側の抑制を行います．鎖骨下動脈アプローチの場合，アプローチ側の腕の運動を制限する必要がありますが，当院ではこの状況で端坐位や立位までのリハビリテーションを医師，理学療法士，看護師立会いのもと実施しています．

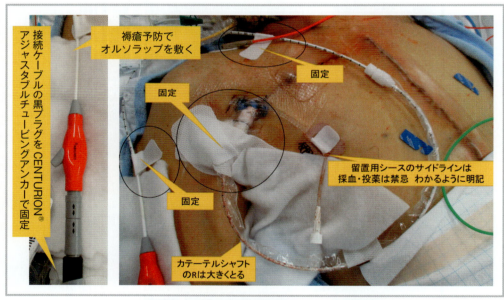

図38　IMPELLA®の鎖骨下動脈アプローチ時の固定例

⑤ VAD の記録

　iVAD，eVAD にかかわらず，設定状況や点検状況，作動状況，さらに血栓や刺入部の状況などを日々観察し，リアルタイムに記録に残しておくことが治療上・法律上求められます．当院は電子カルテを使用していますが，医療機器からカルテへの自動転記は可能な状況に構築してはありますが，現在完全実施には至っていません．そこで各種 VAD に応じて必要な観察項目や設定状況，作動状況などのテンプレートを作成し観察やチェック漏れがないように工夫しています．最低１時間ごと，または設定変更時に入力するように徹底しています（図 39，40）．IMPELLA® に関しては前述のようにパージ液量が自動調整

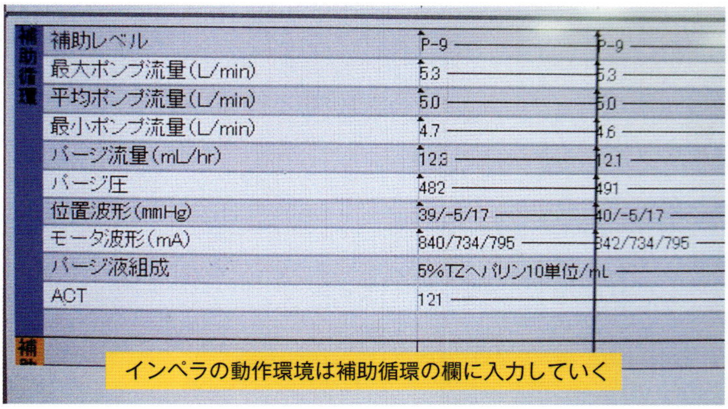

図 39 VAD 記録の実際①（IMPELLA®）

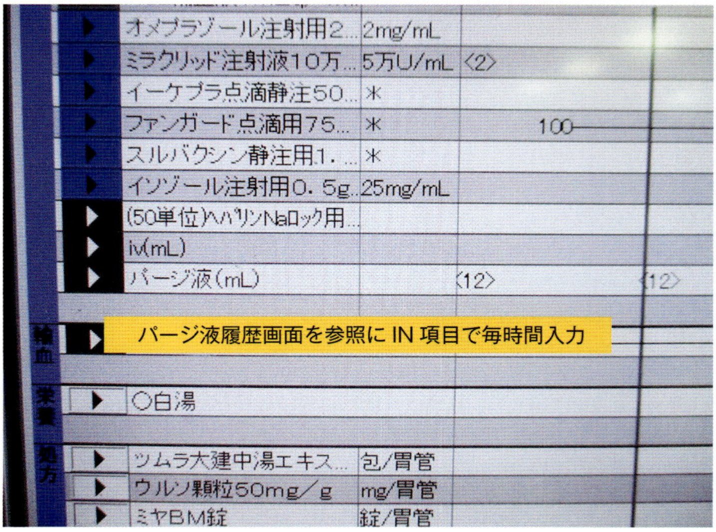

図 40 VAD 記録の実際②（IMPELLA®）

され，相当量の輸液負荷になるので，IN 項目を追加し毎時間入力しています．

EXCOR®Pediatric については小児ということもあり，特に細かく密な観察と記録を行っています．1 時間ごとに設定と実測値，拍動膜の動きについて血液ポンプパラメータのチェックシート（**図 41**）を使用しての観察と記録を行います．拍動膜の動きについては実際に評価に迷うことも多く，その都度多職種で協議すること，評価の参考となる画像や動画を作成しているので確認することを徹底しています．また，4 時間ごとが推奨されている血栓の確認については当院では 2 時間ごとに行うことで統一しています．こちらは文字のみの記録では詳細や経過が伝わらないため，血液ポンプチェックシート記入例（**図 42**）を参考に血液ポンプチェックシート（紙）での運用を行っています（**図 43**）．

Patient/患者：K.T　患者ID も可）　Lot No. of Left Pump/左室ポンプ・ロット番号：1020658　Lot No. of Right Pump/右室ポンプ・ロット番号：1020658

Left pump vol.：30ml 左室ポンプサイズ			Mode 駆動モード	Rate レート		Drive Pressure 駆動圧				%Systole 収縮期比		Membrane Movement 拍動膜の動き			
Right pump vol.：25ml 右室ポンプサイズ			See below 下記参照	Left 左室	Right 右室	Left/左室 mmHg)		Right/右室 mmHg)		Left 左室	Right 右室	Left 左室		Right 右室	
Date 日付	Time 時間	Sign 署名		bpm	bpm	Systole 収縮圧	Diastole 拡張圧	Systole 収縮圧	Diastole 拡張圧	%	%	Empty 拍出	Fill 充填	Empty 拍出	Fill 充填
7月5日	1430	柳	S	60	60	130	-30	130	-30	40	40	＋＋	＋－	＋＋	＋＋

【拍動膜の動き】欄の記号記入方法
- ＋＋　血液ポンプの拡張期末及び収縮期末に、拍動膜が完全に伸張している状態。
- ＋　血液ポンプの拡張期末及び収縮期末に、拍動膜がほぼ完全に伸張 拍動膜に1つだけ小さなシワがある) している状態。
- ＋－　血液ポンプの拡張期末及び収縮期末に、拍動膜が不完全に伸張 拍動膜に2つ以上のシワがある) している状態。
- －－　血液ポンプの拡張期末及び収縮期末に、拍動膜が部分的にのみ伸張している不十分な状態。

【駆動モード】欄の記号記入方法：U = Univentricular/単心補助、S = Synchronous/同期モード、A = Asynchronous/非同期モード、SP = Separate/独立モード

図 41　EXCOR®Pediatric 血液ポンプパラメータのチェックシート

EXCOR Pediatric：血液ポンプ　チェックシート記入方法

【手順1】　血液ポンプ（血液チャンバー）内の付着物位置を確認

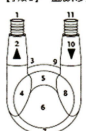

1. アウトフローカニューレとコネクター接続部
2. アウトフローコネクター接続部とバルブの間
3. アウトフローバルブ
4. アウトフローバルブの流出側とその近辺/血液チャンバー側
5. インフローとアウトフロー導管部の間/血液チャンバー内
6. 血液チャンバー
7. 血液チャンバーと拍動膜接続部/血液ポンプ補強リングの上部
8. インフローバルブの流入側とその近辺/血液チャンバー側
9. インフローバルブ
10. インフローコネクター接続部とバルブの間
11. インフローカニューレとコネクター接続部

【手順2】　付着物の形態を確認

表記（小文字）	付着物形状	表記（大文字）	付着物形状
小p	小さな斑点状の付着物	大P	大きな斑点状の付着物
a	小さな薄層状の付着物	A	大きな薄層状の付着物
f	小さな糸状体	F	大きな糸状体
	小さな血栓	T	大きな血栓
～	浮遊状の付着物の場合には、上記アルファベットの上に左記記号を記入		

【手順3】　記入例

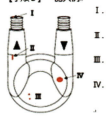

Ⅰ．【場所】アウトフローカニューレとコネクター接続部
　　【形状】小さな薄層状の付着物
Ⅱ．【場所】アウトフローバルブ
　　【形状】小さな糸状体
Ⅲ．【場所】血液チャンバー
　　【形状】小さな斑点状の付着物
Ⅳ．【場所】インフローバルブの流入側とその近辺
　　【形状】大きな血栓

date 日付	time 時間	Sign 署名	Left Pump 左心ポンプ	ml/容量：10ml				Lot No./ロット番号：1020710					
				1	2	3	4	5	6	7	8	9	10	11
5月9日	17:00	柳		a		f			p			T		

形状例1：斑点状の付着物
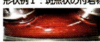

形状例2：薄層状の付着物
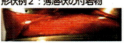

形状例3：血栓

図42　EXCOR®Pediatric 血液ポンプチェックシート記入例

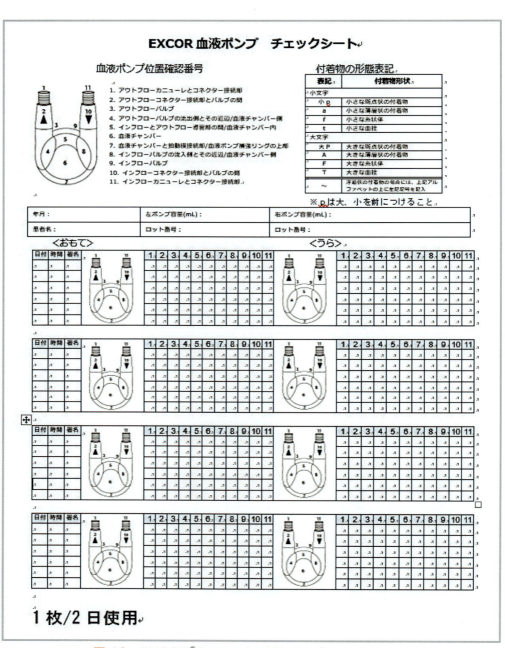

図43 EXCOR®Pediatric 血液ポンプチェックシート

⑥その他

　VAD全般に共通することとして，ADLの上昇に伴い，安全に使用するためベルトやバッグなどの固定デバイスが機種ごとに設定されています．状況に応じた正しいデバイスの選択や正確な装着が行えているか確認し適宜指導する必要があります（図44，45）．

> 電源とバッテリーの取り扱いは機種ごとに異なるため，特にiVADに関しては退院前に患者とその介助者が十分な教育とトレーニングを受ける必要があります．

　また，機種ごとに定められた定期メンテナンスが必要です．メンテナンス時期においてメンテナンス忘れなどの人為ミスが発生しないように，あらかじめメンテナンス時期を知らせるプログラミングを施した病院の管理システムを構築し，運用していくことも重要です．

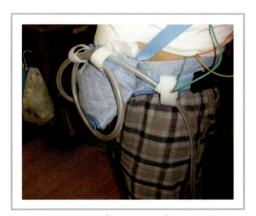

図44 ニプロVADポシェット
装着し離床した状態

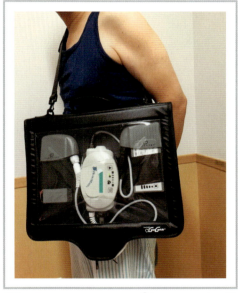

図45 HeartMate Ⅱ®シャワーバッグ
使用例

参考文献

1) 小野稔:補助人工心臓の進歩と課題.医学のあゆみ 262(1):1-123, 2017
2) 日本臨床補助人工心臓研究会ホームページ　https://www.jacvas.or.jp.com（2018年6月閲覧）
3) 日本循環器学会心臓移植委員会ホームページ　http://www.j-circ.or.jp/hearttp/（2018年6月閲覧）
4) 日本循環器学会,重症心不全に対する植え込み型補助人工心臓治療ガイドライン2014　https://www.j-circ.or.jp/guideline/pdf/jcs2013_kyo_h.pdf（2018年6月閲覧）
5) 医薬品医療機器総合機構,日本における補助人工心臓に関連した市販後のデータ収集 J-MACS 事業について　https://www.pmda.go.jp/safety/surveillance-analisis/0009.html（2018年6月閲覧）
6) 医薬品医療機器総合機構,医療情報活用推進室:日本における補助人工心臓に関連した市販後のデータ収集. J-MACS Statistical Report, 2017　https://www.pmda.go.jp/files/000218006.pdf（2018年6月閲覧）
7) 医薬品医療機器総合機構,J-MACS 有害事象判定委員会:植込型補助人工心臓にかかる有害事象判定結果等について2014年,2015年版　https://www.pmda.go.jp/files/000219325.pdf（2018年6月閲覧）
8) 日本脳卒中学会脳卒中ガイドライン委員会編:脳卒中治療ガイドライン2015.協和企画, 2015
9) 田ノ上禎久,他:本邦における補助人工心臓と心臓移植の現状とトピック.福岡医学雑誌 107(12):213-222, 2016
10) 田ノ上禎久,他:九州大学病院ハートセンターにおける補助人工心臓の現状と課題.循環制御 36(1):6-10, 2015
11) 補助人工心臓治療関連学会協議会 植込型補助人工心臓実施基準管理委員会:第2回九州・沖縄地区補助人工心臓研修コース認定コース資料. 2017

（鳥羽好和）

Part 5

血液浄化療法

血液浄化療法

　何らかの原因により患者体内に蓄積した病因物質を主に体外循環技術を用いて血液から除去し，患者血液を正常化することにより病態を改善する治療法です．血液浄化療法は大きく慢性腎不全に対する透析療法とアフェレシス療法に分けられます（図1）．

　血液中の不要あるいは病因関連物質の除去するためには，除去する物質の分子量により血液浄化療法の種類や適正な血液浄化器の選択が必要となります．図2に各種血液浄化療法による除去物質の大きさを示します．

　すべての血液浄化は，拡散，濾過，吸着の物理現象を利用し病因物質を除去しています．

●拡散：半透膜を介して，溶質が濃度の高いほうから低いほうへ移動する現象

●濾過：半透膜を介して，2つの溶液の圧力差により水分と膜孔より小さい溶質が移動する現象

●吸着：吸着される物質の濃度がほかの部分に比べて吸着材の表面で高くなる現象

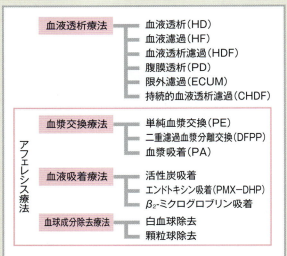

図1　血液浄化療法の種類

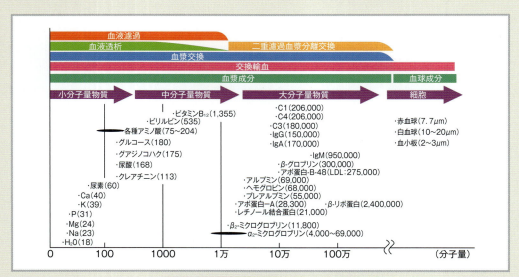

図2　物質の分子量と血液浄化療法

（太田和夫，他：医療体系における血液浄化療法．透析療法合同専門委員会：血液浄化療法ハンドブック 改訂第3版．協同医書出版社，p7，2004より改変）

血液浄化療法はどんなときに使うのか

　血液浄化療法は，拡散・濾過・吸着・分離などの方法を用いて，体液の量的異常と質的異常を是正することを目的とした治療法です．具体的には，①尿毒素を取り除く，②体に溜まった余分な水分を取り除く（除水），③電解質を調整する，④ pH を一定に保つために行われる治療となります．

　血液浄化療法には，血液透析（HD），持続的血液透析濾過（CHDF），限外濾過（ECUM），血漿交換（PE），腹膜透析（PD），持続的血液濾過（CHF），血液吸着（HA），などがあります．血液浄化療法の種類と特徴，適応疾患を表 1 に示します．

表 1　主な血液浄化療法の種類と特徴，適応疾患

血液浄化療法の種類	特　徴	適応疾患
血液透析（HD）	血液を体外（透析機器）へ循環させ，ダイアライザを使用して，血液と透析液の間で拡散を行う尿毒素の除去や電解質の是正を行う．しかし，浸透圧を利用した除水はできない	腎不全，うっ血性心不全，肺水腫など
持続的血液透析濾過（CHDF）	拡散と限外濾過の特徴をもつ	腎不全，敗血症，重症心不全，多臓器不全，重症急性膵炎など
限外濾過（ECUM）	ダイアライザに透析液を流さず，また補充液（置換液）の投与も行わず，限外濾過の原理を応用して血液から除水のみを行う方法である	うっ血性心不全，肺水腫など
単純血漿交換（PE）	血液濾過膜よりさらに大きな細孔径をもつ中空糸型の血症分離膜を用いて血液から血漿濾過分離することにより，病因成分の存在する血漿を廃棄する．しかし，そのままでは体系量不足となってしまうため，新鮮凍結血漿（FFP）あるいはアルブミンを添加した電解質液で置換する治療法である	劇症肝炎，急性肝不全，溶血症尿毒症など
腹膜透析（PD）	残存腎機能を維持するための治療法で，体内にある腹膜を半透膜として利用し，拡散と浸透を組み合わせた方法である．透析液の交換を 1 日 2〜4 回実施する持続的で携行式の歩行可能な腹膜透析（CAPD）や，夜間のみ行う自動腹膜透析（APD）などの方法がある	体外循環困難，出血傾向，脳圧亢進状態など
持続的血液濾過（CHF）	特徴は限外濾過の原理を主とする．中〜大分子量物質(例えば，ミオグロビン，サイトカイン〔低分子量蛋白〕など）の除去性能に優れる．濾過で除去を行うので生理的で，循環動態に影響を与えづらい	急性膵炎など
血液吸着（HA）	血液を直接吸着カラムへ還流し，病原物質を除去した後に体内へ戻される．HA に用いられる吸着剤としては，治療目的により活性炭，ポリミキシンB固定化ポリスチレン誘導体繊維（PMX），ヘキサジル其固定化セルロースビーズなどがある	薬物中毒，敗血症，エンドトキシン血症，透析アミロイド症など

1 種類と特徴，原理・回路

血液浄化療法で基礎となる血液透析とICUで緊急で行われる血液浄化療法について説明します（図3～5）．

1. 血液透析（hemodialysis：HD）

血液透析とは，血液と透析液が半透膜できた透析器（ダイアライザ）を介して，拡散の原理により体内に溜まった尿毒素や病因物質の除去，限外濾過の原理により体内の余分な水分の除去を行う治療法です．尿素やクレアチニンなどの小分子量物質の除去に優れ，分子量が大きくなるにつれ除去率が低下します．血液透析は通常週3回，1回の治療は4時間，血液流量200mL/min，透析液流量500mL/minで行われます．慢性維持透析患者の約8割がこの治療を行っています．

2. 血液濾過（hemofiltration：HF）

濾過膜にかかる膜間圧力差（transmembrane pressure：TMP）によって血液から濾液を抽出して溶質を除去し，同量の補充液（置換液）を血液に注入します．血液透析と比べ血漿浸透圧変化が少なく，血圧低下を起こしにくいと考えられています．血液透析と比べ中～大分子量物質（低分子量蛋白）までの除去に優れ，小分子量物質除去が劣るといわれています．血液透析濾過の登場により慢性維持透析での選択は少なくなっています．

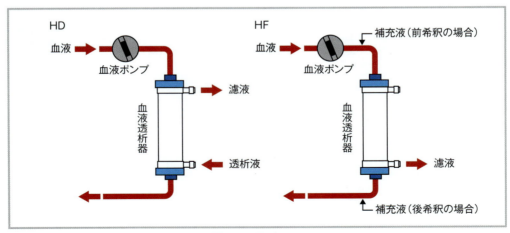

図3 HDとHF

3. 血液透析濾過 (hemodiafiltration：HDF)

　HDとHFの長所を生かし，短所を補った治療法です．小分子量物質〜低分子量蛋白領域の物質まで，幅広い溶質の除去が可能です．置換液の希釈部位の違いにより，前希釈と後希釈に分かれ，後希釈では10L/回程度の置換液を使用し，前希釈ではその3倍程度の置換液が必要となります．置換液は市販の補充液（バッグタイプ）と透析装置から供給される清浄化した透析液を用いる方法があり，後者をオンラインHDF（on-line HDF）と呼んでいます．

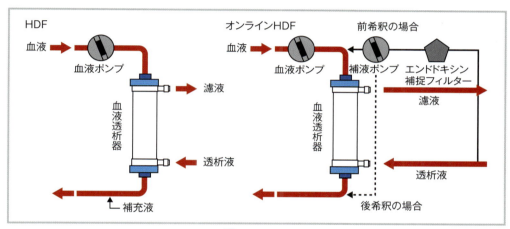

図4　HDF

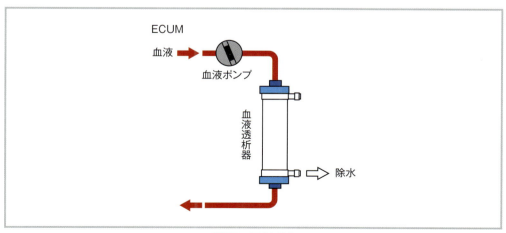

図5　ECUM

4. 限外濾過 (extracorporeal ultrafiltration method：ECUM)

透析液は用いず，限外濾過により余分な水分の除去を行います．体の中に水分が溜まった状態（溢水）を改善することができます．

5. 単純血漿交換 (plasma exchange：PE)

血液を血球成分（赤血球，白血球，血小板など）と病因物質を含む血漿成分に分離し，分離した血漿成分を廃棄すると同時に新鮮凍結血漿（fresh frozen plasma：FFP）やアルブミン製剤を補充し置換する治療法です．

①施行方法

血液ポンプで脱血し，膜型血漿分離器で血球成分と血漿成分に分離します．分離した血漿成分は分離ポンプによって廃棄します．廃棄した血漿と同量の補充液を補液ポンプにて加温器へ導き，加温した後，血球成分とともに患者に戻します（図6）．

施行条件として血液流量は60〜120 mL/min，血漿流量は血液流量の最大でも25％

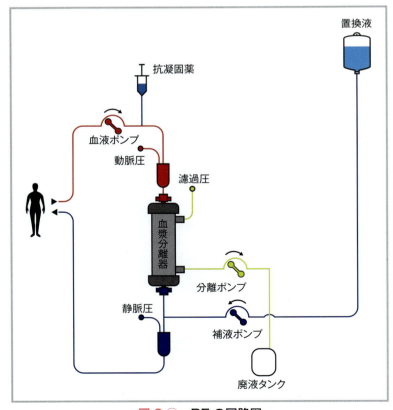

図6①　PEの回路図

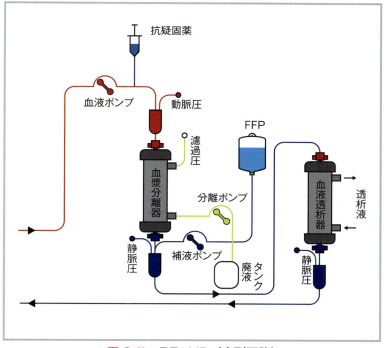

図6② PE+HD（直列回路）

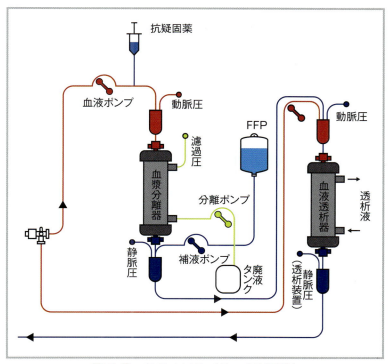

図6③ PE+HD（並・直列回路）

以下とします．抗凝固薬は，ヘパリン，低分子ヘパリン，ナファモスタットメシル酸塩などが用いられますが，血漿交換を行う患者は出血傾向を呈している場合が多く，ナファモスタットメシル酸塩を選択することが多いです．当院で使用している血液浄化装置は，川澄化学工業の KM-8700，KM-9000 です（図7）．

②適応疾患（表2）

PE はさまざまな分子量の病因物質が除去可能であるため，血漿中の病因物質が原因となる多くの疾患で適応となっています．しかし，一方ではグロブリンやアルブミンをはじ

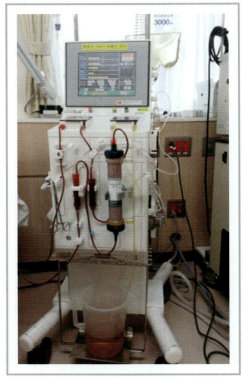

図7　血漿交換の様子
＊血液浄化装置（川澄化学工業　KM-8700）

表2　PE の適応疾患

- 肝疾患（劇症肝炎，術後肝不全，急性肝不全）
- 神経・筋疾患（ギラン・バレー症候群，慢性炎症性脱随性多発神経炎，多発性硬化症，重症筋無力症，多発性筋炎など）
- 膠原病・自己免疫疾患（悪性関節リウマチ，全身性エリテマトーデス）
- 腎疾患，皮膚疾患，血液疾患など

めとする血漿中の有用物質や凝固因子も除去されてしまう欠点があります．置換液として大量のFFPやアルブミンの使用は医療経済の面で問題があるため，二重濾過血漿分離交換（double filtration plasmapheresis：DFPP，図8）や血漿吸着（plasma adsorption：PA，図9）などの選択的除去が適応できる疾患においては，これらの血液浄化法が第一選択となります．

- 二重濾過血漿分離交換（DFPP）：DFPPは，血漿分離器で分離された血漿をさらに血漿成分分画器に通し，膜孔を通過しない病因物質を除去，膜孔を通過した有用な血漿成分は体内に戻されます．置換液は少量で済み，アレルギー反応や感染症のリスクが減少します．
- 血漿吸着（PA）：PAは，血漿分離器で分離された血漿をさらに血漿吸着器に通し，病因物質を除去します．血漿吸着器は吸着材の種類により，病因物質の選択的な除去が可能です．通常は補充液を用いないため感染症のリスクが低いです．

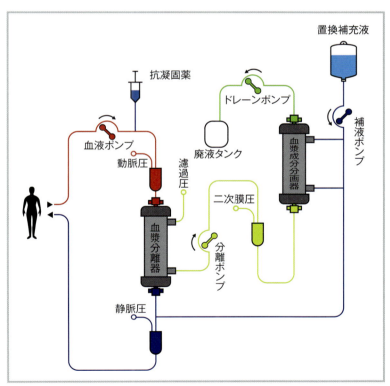

図8 DFPPの回路図

また最近では自己免疫疾患での治療法として凝固因子を保持しながら抗体除去が可能な選択的血漿交換（selective plasma exchange：SePE）[1]）が注目されています．

　置換液は，自己免疫疾患など病院物質の除去を目的とする場合はアルブミンを使用することが多く，劇症肝炎をはじめとする肝疾患や血栓性血小板減少性紫斑病（thrombotic thrombocytopenic purpura：TTP）などは，置換液にFFPを用いることで病因物質の除去と，体内に不足している有用物質を補充できる利点があります．

　FFPには保存液として，ACD-A液あるいはCPDA液が使用されていますが，いずれも抗凝固薬としてクエン酸ナトリウム（Na）を含んでいます．したがって血漿交換によって大量のFFPを投与すると，クエン酸によって血中のカルシウムイオン（Ca^{2+}）が捕捉され，低Ca血症に陥る恐れがあります．また，代謝性アルカローシス，高Na血症の危険性もあります．

　低Ca血症の対処法として，当院では，FFP100mLあたり1.0mLのグルコン酸カルシウム（カルチコール）の持続投与を行います．また，電解質の補正や腎補助を目的として血漿交換後の回路に血液透析（HD）を組み合わせて行う方法があります（図6②③）．

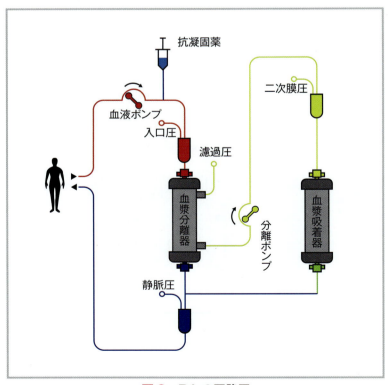

図9　PAの回路図

6. 血液吸着（hemoadsorption：HA）

血液吸着療法は，直接血液灌流療法（direct hemoperfusion：DHP）とも呼ばれ，血液を吸着材に直接灌流することで血液中の病因物質や有害物質を吸着除去する治療法です．吸着カラムには活性炭吸着，エンドトキシン吸着，β_2-ミクログロブリン吸着があります．

①活性炭吸着（表3）

吸着剤として石油ピッチ系ビーズ状活性炭を用い，活性炭表面の微細孔に入り込むことによる可逆的な物理吸着です．細孔構造である活性炭を親水性ポリマーでコーティングすることで，活性炭微粒子の発生，血液凝固，血球成分の付着や損傷などを軽減しています．分子量100〜5,000程度の中分子量物質の吸着除去が高い特徴があります．分子量が100以下および10,000以上の物質は吸着されません．また，分子量が5,000〜10,000の物質ならびに蛋白と結合した物質は吸着されにくいので注意が必要です[2,3]．

適応疾患は肝性昏睡および薬物中毒ですが，最近では除去効率や凝固因子の補充などの面で血漿交換（PE）を選択することが多くなっています．また薬物中毒においても，その薬物の透析性や蛋白結合性によって血漿交換（PE）や血液透析濾過（HDF）など他の血液浄化法を選択する場合が多く，臨床使用の機会が少なくなっています．

表3　活性炭吸着カラムの仕様

品　名	ヘモソーバCHS-350
販売元	旭化成メディカル
吸着剤	ビーズ状活性炭
コーティング剤	ヒドロキシエチルメタクリレート系重合体
充填液	パイロジェンフリー無菌水
ハウジング	ポリプロピレン
形　状	直径58mm，長さ180mm
血液充填量	70mL
滅菌法	高圧蒸気滅菌
適応疾患	肝性昏睡，薬物中毒

（写真提供：旭化成メディカル）

②エンドトキシン吸着（PMX-DHP）

（1）原理と概要

エンドトキシンはグラム陰性菌細胞壁の構成成分の一つであるリポポリサッカライド（LPS）で，そのなかのリピドAが毒性を示し，体内に侵入するとさまざまなメディエーターを産生させ，組織障害や多臓器不全を引き起こす場合があります．

吸着カラムトレミキシン®（東レメディカル社製）は，敗血症の病因物質の一つである血中エンドトキシンの選択的な除去を目的として開発されました（**表4**，**図10**）．カラムの内部にエンドトキシン吸着担体となるポリミキシンB固定化繊維をロール状に巻き付けた吸着体となっています．トレミキシン®は，敗血症性ショックにおける血圧低下，尿量減少，呼吸状態の悪化などを改善します．

表4 エンドトキシン吸着カラムの仕様

品　名	PMX-20R	PMX-05R	PMX-01R
販売元	東レメディカル			
吸着材（担体）	ポリミキシンB （αクロルアセトアミドメチル化ポリスチレン繊維）		
充填液	生理食塩液（滅菌後pH約2の酸性化）		
ハウジング	ポリプロピレン		
血液充填量	135±5mL	40±3mL	8.0±2.5mL
滅菌法	高圧蒸気滅菌		
適応疾患	敗血症，エンドトキシン血症		

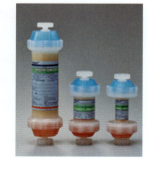

＊写真左からPMX-20R，PMX-05R，PMX-01R（写真提供：東レメディカル）

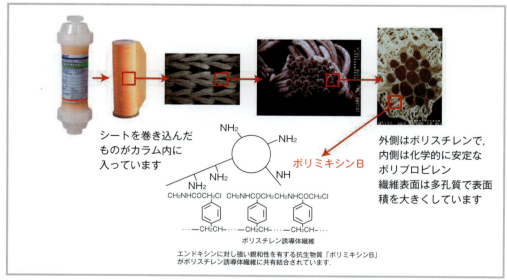

図10 エンドトキシン吸着カラムの構造
（写真提供：東レメディカル）

(2) 適応疾患（表5）

グラム陰性菌が疑われる敗血症やエンドトキシン血症が適応となります．肺病変に対する酸素化能改善など，効果発現機序がエンドトキシンの除去にとどまらず内因性大麻，サイトカイン，HMGB-1 などの各種メディエーター除去の報告[4]もあり，PMX-DHP（polymyxin B immobilized fiber column direct hemoperfusion：ポリミキシンB固定化繊維カラム）とも呼ばれています．

(3) 施行方法

充填液は酸性（pH 約2.0）のため，使用前に PMX-20R は 4L 以上，PMX-05R は 2L 以上の生理食塩液で洗浄を行います．

本体をラベルが読める方向に保持し，下から上（ラベルの矢印の方向）へと流れるようにして，軽く手で叩き気泡を抜きます．

プライミングは使用する抗凝固薬を添加した 500mL 生理食塩液または 5% ブドウ糖液で置換・充填します（ナファモスタットメシル酸塩 20mg/500mL またはヘパリン 2,000 単位/500mL）．

血液流量は PMX-20R で 80〜120 mL/min で，1回2時間の治療が標準的とされています．抗凝固薬は，ナファモスタットメシル酸塩を用いる場合が多く，30〜40mg/h で投与します．治療中は，血液が下から上（ラベルの矢印の方向↑）へと流れるよう保持し，終了時には本体を反転させ，血液を上から下（ラベルの矢印の方向↓）へ流して生理食塩液を用いて返血します（図11）．

表5 PMX の保険適用条件

```
PMX の保険適用条件
エンドトキシン除去向け吸着型血液浄化器は，次のアからウのいずれにも該当する患者に対して
「J041」吸着式血液浄化法に準じて算定する．
ア）エンドトキシン血症であるもの又はグラム陰性菌感染症が疑われるもの
イ）次の（ア）〜（エ）のうち2項目以上を同時に満たすもの
    （ア）体温が 38℃以上または 36℃未満
    （イ）心拍数が 90 回/min 以上
    （ウ）呼吸数が 20 回/min 以上または PaCO$_2$ が 32mmHg 未満
    （エ）白血球数が 12,000/mm$^3$ 以上若しくは 4,000/mm$^3$ 未満または桿状核好中球が 10%以上
ウ）昇圧剤を必要とする敗血症性ショックであるもの（肝障害が重症化したもの（総ビリルビン
    10mg/dL 以上かつヘパプラスチンテスト 40%以下であるもの）を除く
エンドトキシン除去向け吸着型血液浄化用浄化器は2個を限度として算定できる
```

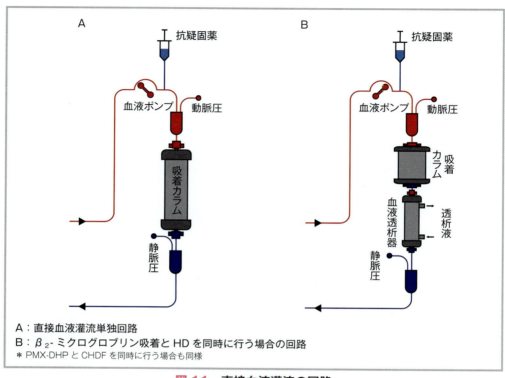

A：直接血液灌流単独回路
B：β_2-ミクログロブリン吸着と HD を同時に行う場合の回路
＊ PMX-DHP と CHDF を同時に行う場合も同様

図 11　直接血液灌流の回路

7. 持続的血液透析濾過（continuous hemodiafiltration：CHDF）

　CHDF は，持続的血液浄化療法（continuous blood purification therapy：CBP）の中でも最も多く行われる治療法です．

　血液流量や回路内血液充填量が少ないため，循環動態に与える影響が少なく，また透析液流量および置換液流量が少量で長時間行うことから，水分バランスや電解質の調整，溶質の除去が緩やかであることが特徴です．

> **CBP の種類**
> 緩徐持続的限外濾過（slow continuous ultrafiltration：SCUF）
> 持続的血液濾過（continuous hemofiltration：CHF）
> 持続的血液透析（continuous hemodialysis：CHD）
> 持続的血液透析濾過（continuous hemodiafiltration：CHDF）
> 持続的血漿交換（continuous plasma exchange：CPE）

①ヘモフィルターの選択

　CHDFで使用するヘモフィルターには，溶質除去に優れたPS（ポリスルホン）膜や長期間の使用により有利といわれるCTA（セルローストリアセテート）膜など，腎不全に対する透析や除水が目的の症例に選択されます．一方，敗血症をはじめ炎症が疑われる症例においては，炎症性サイトカインの吸着性能が高いPMMA（ポリメチルメタクリレート）膜やAN69ST（アクリロニトリルメタリルスルホン酸ナトリウム）膜を選択することが多くなっています（図12，13）．

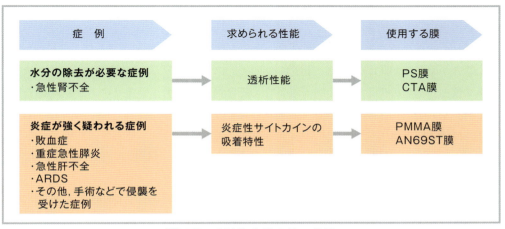

図12　血液浄化器の使い分け

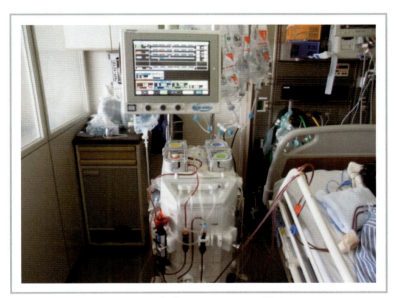

図13　当院でのCHDFの様子

8. 血液浄化療法に用いる物品

①透析液（表6）

　血液を正常な状態に戻すために，透析液の組成は細胞外液の組成に近い組成になっています．腎不全患者用に設定された液で，わが国では，代謝性アシドーシスの補正に酢酸透析液が用いられていましたが，酢酸不耐症などの問題から現在は重炭酸透析液が用いられています．重炭酸透析液は，炭酸水素イオンがカルシウム（Ca）イオンやマグネシウム（Mg）イオンと反応して炭酸塩を作り沈殿するため，2液化（A液；重炭酸以外の電解質，B液；重炭酸ナトリウム）する必要があります．A液とB液を調整する薬剤として，液体タイプと粉末タイプがあり，個人用透析装置では液体タイプが使用され，多人数用供給装置では主に粉末タイプが使用されます．

　補充したい重炭酸は高濃度に設定され，またカリウム（K）やマグネシウム（Mg）のように除去が必要な物質は低濃度に設定されています．リン（P）は全く含まれていないため，術後や蛋白摂取量の低下した症例においては低P血症に注意が必要です．血中濃度に合わせて，KやP濃度などを調整する場合もあります．

　慢性維持透析では，一人あたり1回の治療で120Lの透析液を使用するため，大量の透析液が必要となります．透析室では機械を用いて使用時に混合・希釈して供給する方式になっています（図14, 15）．

　一方，ICUや病棟で血液透析（HD）を行う場合は，個人用透析装置を使用します．透析液原液を希釈するために個人用水処理装置が必要となります．

表6　わが国で市販された主な透析液の組成

製造承認	製品名	販売会社	Na$^+$ mEq/L	K$^+$ mEq/L	Ca^{2+} mEq/L	Mg^{2+} mEq/L	Cl$^-$ mEq/L	CH$_3$COO$^-$ mEq/L	HCO$_3^-$ mEq/L	ブドウ糖 mg/dL
1964	人工腎臓灌流原液フソー	扶桑薬品工業	126.5	2.7	2.7	—	108.1	—	23.8	2000
1969	キンダリー2号	扶桑薬品工業	132	2.0	2.5	1.5	105	33	—	200
1977	キンダリー3号	扶桑薬品工業	132	2.0	3.5	1.5	104	35	—	200
1980	AK-ソリタ・C	エイワイファーマ	135	2.5	3.0	1.5	107	7.5	27.5	—
1988	キンダリーAF2号	扶桑薬品工業	140	2.0	3.0	1.0	110	8	30	100
1993	キンダリーAF3号	扶桑薬品工業	140	2.0	2.5	1.0	114.5	8	25	150
1998	ハイソルブ-F	エイワイファーマ	143	2.0	2.5	1.0	112	9	27.5	100
2002	リンパックTA1	ニプロ	138	2.0	2.5	1.0	110	8	28	100
2003	リンパックTA3	ニプロ	140	2.0	3.0	1.0	113	10.2	25	100
2003	D-ドライ2.5S	日機装	140	2.0	2.5	1.0	112.5	10	25	100
2003	D-ドライ3.0S	日機装	140	2.0	3.0	1.0	113	10	25	100
2007	カーボスター	エイワイファーマ	140	2.0	3.0	1.0	111	—	35	150
2010	キンダリー4号	扶桑薬品工業	140	2.0	2.75	1.0	112.25	8.0	27.5	125

（カーボスターにはクエン酸2mEq/Lが含まれる）

（松村治：透析液と補充液．透析療法合同専門委員会：血液浄化療法ハンドブック2017．協同医書出版社，p141，2018より引用）

②補充液（置換液）

血液濾過（HF）や血液透析濾過（HDF）に用いられる重炭酸の補充液で，現在2種類の補充液が販売されています（表7）．持続的血液透析濾過（CHDF）では，この補充液を透析液および補充液として15L/day程度（保険適応は各地域により使用量が異なります）使用します．補充液の重炭酸濃度は，透析液よりやや高い35mEq/Lになっています．

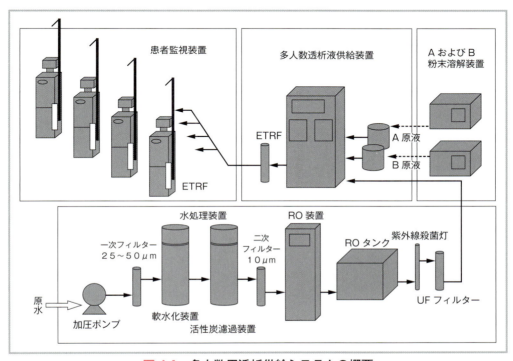

図14　多人数用透析供給システムの概要

（川崎忠行：血液透析機器・装置．透析療法合同専門委員会：血液浄化療法ハンドブック2018．協同医書出版社, p52, 2018より引用）

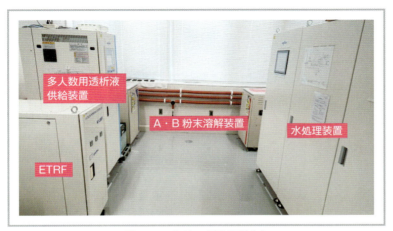

図15　当院の透析機械室

透析液と同様にA液とB液の2剤に分かれ，使用直前に隔壁を開通し混合するダブルバッグ式になっています．この方式は利便性がよいのですが，隔壁の開通を忘れA,B液を混合せず投与してしまう可能性があります．そこで誤って下段の液が投与されても浸透圧比（生理食塩液に対する比）を約1にすることで安全性を高めています．また，下段の下に空室を設け開通しないと投与できない安全機構付き製品も発売されています（図16）．

③抗凝固薬

　体外循環を安定して行うためには，血液が回路や血液浄化器と接触しても凝固しないようにする必要があります．

(1) ヘパリン

　アンチトロンビンと結合することによって，トロンビン活性を抑制して抗凝固作用を発揮します．アンチトロンビンⅢの欠乏症の場合は使用できません．血中半減期は約1時間で，

表7　市販されている重炭酸補充液の組成

メーカー	商品名	電解質濃度（mEq/L）							ブドウ糖 (mg/dL)
		Na^+	K^+	Ca^{2+}	Mg^{2+}	Cl^-	CH_3COO^-	HCO_3^-	$C_6H_{12}O_6$
扶桑薬品工業	サブラッド®BSG	140	2.0	3.5	1.0	111.5*	0.5	35	100
ニプロ	サブパック®Bi	140	2.0	3.5	1.0	113**	0.5	35	100

＊pH調整剤 塩酸のCl⁻ 約0.5mEq/Lを含む
＊＊pH調整剤 塩酸のCl⁻ 約2mEq/Lを含む

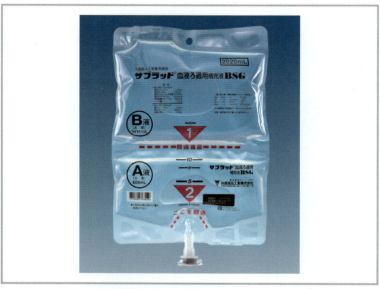

図16　安全機構付きの重炭酸補充液サブラッド®BSG
（写真提供：扶桑薬品工業）

出血が助長されるために出血病変を合併する場合もあり，出血傾向の強い症例には使用しません．

(2) 低分子ヘパリン

ヘパリンと同様にアンチトロンビンと結合しますが，主に第Ⅹa因子を阻害します．抗トロンビン作用はほとんどないため，ヘパリンに比べ出血の助長は弱いとされています．そのため軽度の出血傾向の症例に対して使用されます．血中半減期は2～3時間と長いため，持続投与量が少なくでき，慢性維持透析では開始時ワンショットのみで行う場合もあります．

(3) ナファモスタットメシル酸塩

急性血液浄化療法では，第一選択として使用されます．

蛋白分解酵素阻害薬であり，血中半減期は5～8分と短く，体外循環をしている回路内だけ抗凝固作用を発揮します．ショック，アナフィラキシー様症状があらわれることが知られており，再使用や長時間使用時には十分な観察が必要です．

④ バスキュラーアクセス（VA）

急性血液浄化療法時のバスキュラーアクセスは，動静脈直接穿刺法やカテーテル留置法があります．動静脈直接穿刺法は，緊急避難的に行う以外はカテーテル留置法が望ましいとされています．カテーテルの挿入部位は内頸静脈が一般的で，大腿静脈も可能ですが，内頸静脈のほうがカテーテル感染が少ないと報告されています[5]．

ダブルルーメンやトリプルルーメンカテーテルを挿入し，挿入期間は3週間を目安とします（表8）．

表8 カテーテルのサイズ

挿入部位	外径	挿入長
内頸静脈	12Fr	13～16cm
大腿静脈	12Fr	20～25cm

⑤ CBP装置

血液浄化装置は，アフェレシスから持続血液浄化療法（CBP）までさまざまな血液浄化療法で使用されます．治療を安全に行うためには，装置の制御方式，設定方法やモニターの見方，警報の種類などを理解することが重要となります．現在，販売されている代表的な血液浄化装置をあげました（表9）．最近の装置は，多様な治療モードを備え，新生児や小児の治療にも対応が可能な血液充填量の少ない回路，細かい流量設定が可能で流量精度の高いポンプを搭載しています．

近年は，装置専用の血液回路がパネル式になっているため，装置への誤装着を防止すると同時に装着が簡便化されています．また，自動プライミング機能やガイダンス機能を搭載し操作性も向上しています（図17）．

(1) 脱血不良（ピロー）センサー

脱血不良が生じるとピロー（風船）が凹んでアラームが鳴ります．
カテーテルまたは血液ポンプより上流域でのキンク，カテーテルが血管壁に吸い付いている，カテーテル詰まり，ピローセンサー外れなどの原因が考えられます．

(2) 気泡検知器

静脈（返血）チャンバーの液面を検知するセンサーと返血ラインの気泡を検知するセンサーのダブルチェックで安全性を高めています．

(3) 動脈（入口）圧

血液ポンプの出口から返血側バスキュラーアクセスまでの圧力を反映しています．動脈（入口）チャンバーを含む下流域にあるすべて（ヘモフィルター，静脈（返血）チャンバー，返血側バスキュラーアクセス）の凝固や閉塞などが原因により圧力が上昇します．脱血不良やピロー凝固などで圧力が低下します．

(4) 静脈（返血）圧

ヘモフィルター出口から返血側バスキュラーアクセスまでの圧力を反映しています．静脈（返血）チャンバーを含む下流域にある血液回路や返血側バスキュラーアクセスの凝固や閉塞などが原因により圧力が上昇します．脱血不良やヘモフィルターの凝固，回路外れなどで圧力が低下します．

表9　市販されている血液浄化装置の性能

形式名	ACH-Σ	AcuFil Multi 55x-Ⅱ/TR 55x-Ⅲ
メーカー名	旭化成メディカル	日本ライフライン／東レ・メディカル
治療モード	CHDF, CHF, CHD, HA, PA, PE, DFPP, ECUM, 腹水濾過濃縮	CHDF, CHF, CHD, HA, PA, PE, DFPP, ECUM, 腹水濾過濃縮
血液ポンプ	1〜250mL/min	1〜250mL/min
濾液ポンプ	0.01〜6L/h	0.01〜6L/h
補充液ポンプ	0.01〜6L/h	0.01〜3L/h
透析液ポンプ	0.01〜6L/h	0.01〜4L/h
シリンジポンプ	0.1〜15mL/h	0.1〜15mL/h
計量方式	重量制御	流量制御
バッテリ	血液ポンプのみ15分	血液ポンプのみ15分

（写真提供：旭化成メディカル，東レメディカル）

(5) 濾過圧

ヘモフィルターと濾液ポンプ間の圧力を反映しています．ヘモフィルターの凝固や膜細孔の目詰まりが原因で圧力が低下します．

・膜間圧力差（transmembrane pressure：TMP）

ヘモフィルターの血液側と濾過側の圧の差を示しています．

$$TMP = [(動脈圧＋静脈圧)/2] － 濾過圧$$

の式で求められます．ヘモフィルターの目詰まりや凝固が原因によりTMPは上昇します．

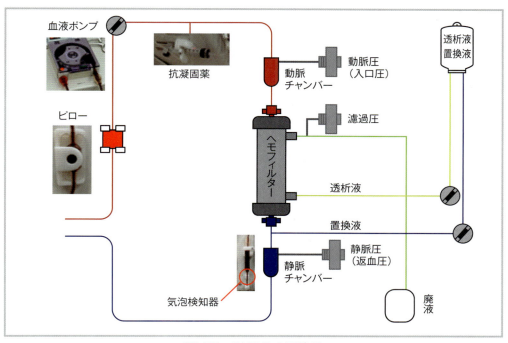

図17　CHDFの回路図

引用・参考文献

1) 大久保淳：選択的血漿交換法（Selective Plasma Exchange：SePE）．日本アフェレシス会誌 35（3）：234-239，2016
2) 中島俊秀，他：HEMA系ポリマー被覆ビーズ状活性炭を用いた吸着型血液浄化器の基礎研究．人工腎臓 8(4)：460，1979
3) 竹内雍，他：6．呉羽化学工業（株）製（呉羽球状活性炭（BAC））．最新吸着技術便覧—プロセス・材料・設計—．（株）エヌ・ティー・エス，p543，1999
4) 小林誠人，他：敗血症性多臓器不全の病態とサイトカイン，内因性大麻．日本アフェレシス学会雑誌 23(1)：74-79，2004
5) 菊池洋，他：ダブルルーメンカテーテルの右内頸静脈留置例の問題点—鎖骨下静脈，大腿静脈留置時のカテーテル管理をも含めての対比より．透析会誌 30：1303-1307，1997

（黒須唯之）

2 管理中の観察のポイント

1. 全身管理

　意識レベル，呼吸，血圧，体温，心電図モニタリング（心拍数，不整脈の有無），出血傾向を観察していきます．

> 除水により血圧低下や電解質異常をきたし急変する可能性もあります．そのため，頻回にバイタルサインを測定し異常の早期発見に努めていく必要があります．

2. 体液管理

　血液浄化療法中は，時間除水量を把握し水分出納管理を行う必要があるため，前後で体重測定を行う必要があります．

> 特にCHDFの場合は，毎日できるだけ同じ時間に体重測定していくように心がけましょう．

　また，水分出納バランスがプラスになるようなら心機能低下による尿量の減少や体液過剰が考えられ，水分出納バランスがマイナスとなる場合は，血管の浸透性の亢進や低アルブミン血症などで体液不足となっていることが考えられます．

3. バスキュラーアクセス（図18, 19）

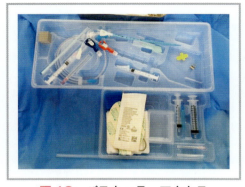

図18　バスキュラーアクセス

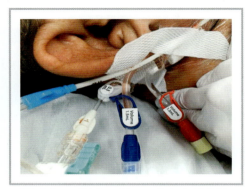

図19　バスキュラーアクセス挿入後

内頸静脈や大腿静脈や鎖骨下静脈に太いカテーテルを挿入して留置し，血液浄化療法を行う際に回路に接続するカテーテルになります．管理では，出血傾向や感染管理に注意していく必要があります．

> 特に，体位変換時のカテーテル屈曲や誤抜去のリスクに対しては注意しましょう．また，間歇的に血液浄化療法を実施する場合は，カテーテル閉塞予防の処置が必要となります．

4. カテーテル・回路

　脱血の状態，回路の状態（引っ張り，ねじれ），各圧力値に変動がないか確認します．バスキュラーアクセスと同様に，特に体位変換など処置をした後の確認は重要です．

5. 不均衡症候群

　血液中の尿毒素が急激に減少することにより生じる副作用を不均衡症候群といいます．不均衡症候群の症状はさまざまですが，中枢神経症状（頭痛，悪心・嘔吐，視力障害，興奮など）と全身症状（全身倦怠感，意識障害，血圧変動，イライラ，四肢の震え，筋痙攣，不整脈など）が認められます．

6. 抗凝固薬の使用

　血液浄化療法を行う際，血液はダイアライザや空気と接触して凝固しやすくなるため，予防処置が必要となります．主な抗凝固薬にはヘパリンナトリウム注射液，ダルテパリンナトリウム注射液，ナファモスタットメシル酸塩注射液（フサン®），アルガトロバン水和物注射液の4種類があります．

> 抗凝固薬の使用方法や量は，患者の体重や透析時間，血液凝固の状態，ダイアライザなどにより異なりますが，術後やDICなど出血傾向には注意が必要です．開始後すぐに回路内の凝固を何度も繰り返す場合には，ヘパリン起因性血小板減少症（heparin-induced thrombocytopenia：HIT）の可能性があります．また，間歇的に血液浄化療法を実施する場合は，カテーテル閉塞予防の処置が必要となります．

7. ACT（活性凝固時間）の測定

　ACTは凝固能の指標であり，透析回路が凝血しないために適宜測定し，ACT値をもとに抗凝固薬を調整します．

8. 装置管理

　設定条件を確認します（図20）．具体的には血液流量（QB），透析液流量（QD），除水量，抗凝固薬の投与量を確認します．最も多いアラームは脱血不良によるアラームです．脱血不良を判断するためには，まずピローを確認していく必要があります．アラーム対応後に，再度異常アラームが鳴るようなら，血液ポンプのみ流速を下げて再開し（回路を凝血させないため），医師へ報告します．

9. 患者への対応

　患者は血液浄化法の治療により安静を強いられるためストレスフルな状態となります．

> そのため，患者の訴えを傾聴し，周囲の環境を調整することでストレスが緩和できるように配慮していく必要があります．

　また，患者の安全や不安の軽減のために，現在の状況や実施している治療の説明を行い，患者自身に協力を得ます．

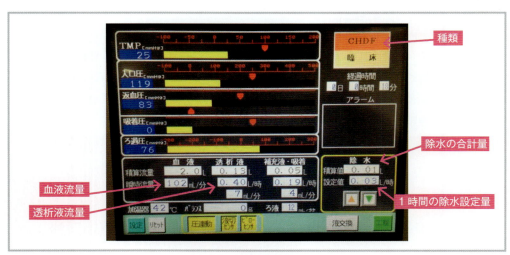

図20　設定条件の確認

（上澤弘美）

3 アラーム対応とトラブルシューティング

1. よくみられるトラブルの原因

①血圧低下

　過剰または急速な除水，ドライウエイトにより循環血液量が減少することで血圧の低下が起こります．血液透析による血圧低下が最も多いですが，冠動脈疾患や不整脈，ダイアライザや抗凝固薬によるアナフィラキシーショックなどにより血圧低下をきたすこともあるため，血圧低下の原因を鑑別していく必要があります．

> 血圧低下がみられたら，医師に報告すると同時に除水を停止し，血液ポンプの回転数の速度を下げて対応します．血液ポンプの回転数の速度を下げて血流量を落としても血圧低下が持続することもあるため，補液や昇圧薬がいつでも使用できるように準備をしておきます．また，血圧低下に起因して急変を起こすことがあるので，急変対応ができるように日頃からトレーニングをしましょう．

②バスキュラーアクセストラブル

　バスキュラーアクセスを挿入することで，出血や感染などのトラブルを起こす可能性があるため，刺入部の観察や検査データの推移を注意してみていく必要があります．

③アラームが鳴る前に，確認しておくこと

　ポンプが回っているか，運転スイッチが ON になっているかを確認します．血液ポンプが回っていること，パトランプが緑点灯していることを確認することで，正常運転されているかを確認できます．

④アラームが鳴ってしまったら…

　アラームが鳴って装置が停止した際は，なぜアラームが鳴っているのか確認する必要があります．

> 繰り返し鳴る場合はアラーム内容を確認のうえ，臨床工学技士へ連絡をしてください．

　以下に使用頻度が高い CHDF の代表的なアラームとその対応について述べていきます．

2. 校正待機中

　CHDFの装置は，透析液の重さと排液タンクの重さを比べて除水量や透析液の流量を管理しています．

> 重量センサーにカーテンなどが接触していたり，透析液の袋が引っかかっていたりすると検知されます（図21）．

3. 透析液（補液）液切れ検知

　気泡センサーで透析液の残量を監視しています．透析液が残っていても，チューブ内に気泡が貯留してしまうと検知しアラームが鳴ってしまいます（図22）．

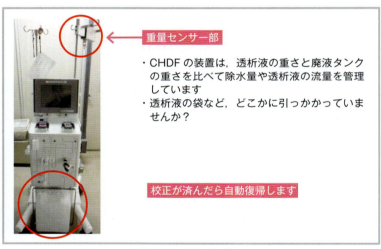

図21 校正待機中

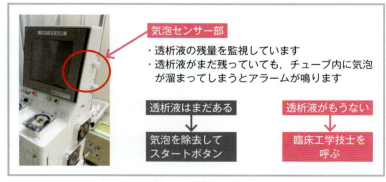

図22 透析液（補液）液切れ検知

透析液の残量がある場合は気泡を除去し再開します．透析液がなくなってしまっている場合は，速やかに臨床工学技士へ連絡し透析液の交換を行ってもらいます．

4. 血液ポンプ制御中・脱血異常

　ピローセンサー部で脱血圧を監視しています．ピローが膨らんでいると脱血良好であり，ピローがへこんでいると脱血不良となります（**図23，24**）．原因としては，脱血側回路のねじれや屈曲，カテーテルの位置異常（体位変換などでカテーテル先端位置が変わり，血管壁に接触している），カテーテルの詰まり，極度の血管内脱水によるものがあります．

　対処方法として，カテーテルの入れ替え検討や位置調整・体位変換，回路の交換，血液流速を下げる，送脱血の接続入れ替えを行う必要があります．

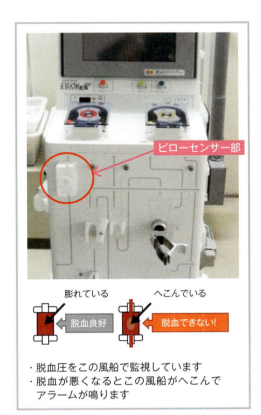

図23　血液ポンプ制御中・脱血異常

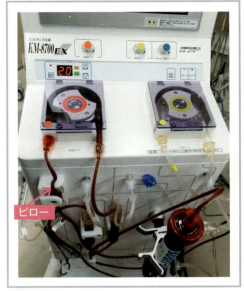

図24　ピローセンサー部

5. 入口圧異常

　入口圧は動脈圧を指しており，動脈チャンバー上部で測定している圧力で血液浄化器（ヘモフィルター）の入口圧を測定しています．原因は返血圧の上昇，ヘモフィルター内凝固によるフィルター内圧の上昇，動脈チャンバー内の血栓による閉塞によって入口圧の上昇を招きます（図25，26）．

　また，ヘモフィルター内凝固はゆっくり進むため入口圧の上昇もゆっくり起こってきます．急激な入口圧の上昇の場合は，動脈チャンバー下にできた血栓がヘモフィルター入口に流入し入口の閉塞を招いている可能性があります．

> 対処方法としては，①回路の確認を行い，血液流速を下げる，②脱血側回路の交換，③ヘモフィルターの交換があります．

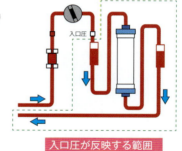

図25　入口圧異常

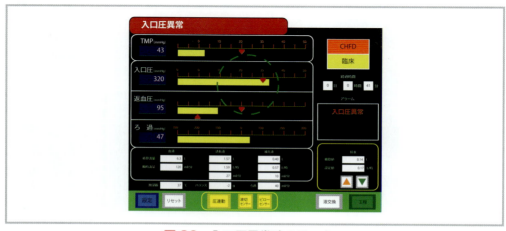

図26　入口圧異常時のモニター

6. 返血圧異常

　返血圧は静脈圧を指しており，静脈チャンバー上部で測定している圧力で，バスキュラーアクセスカテーテルの返血側，患者に返血する部分の圧力を反映しています．返血圧の上昇は血液が返りづらくなったときに発生します．原因としては，回路の屈曲，静脈チャンバー内の血栓などがあげられます（図27，28）．

> 対処方法としては，①血液流量を下げる，②脱血側回路の交換，③ヘモフィルターの交換を行う必要があります．

原因
・静脈チャンバー以降の回路ねじれ，折れ曲がり
・静脈チャンバーが詰まった（凝血）
・カテーテル先端が血管壁にあたっている

対処方法
・回路の確認
・QB（血液流量）を下げる
・返血側回路の交換
・カテーテルの操作，体位変更
・ヘモフィルターの交換

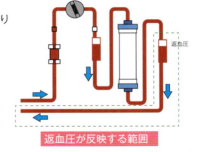

図27 返血圧異常

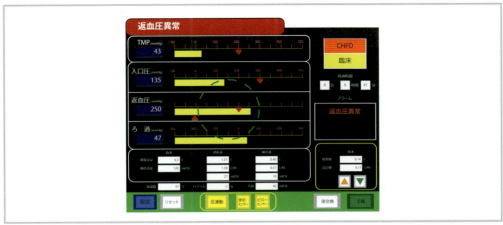

図28 返血圧異常のモニター

7. 空気誤入

　回路内に気泡感知器がついていますが，回路内への空気の誤入はどこからでも起こります．そのため予防として，各接続部をテープで補強するなどの対応が必要です．

参考文献

1) 中島一郎，他：特集 ベッドサイド基本手技とコツ 血液浄化法．臨床外科 55(10)：1307-1301，2000
2) 竹山宜典：特集 重症急性膵炎の診療 Now 血液浄化法による急性重症膵炎の治療．臨床外科 56(2)：195-201，2001
3) 服部憲幸，他：敗血症と多臓器不全 血液浄化法．臨床外科 71(11)：99-103，2016
4) 遠藤みどり，他：基本から学ぶ クリティカルケア看護 クリティカルな患者の腎機能と体液管理．看護教育 42 (7)：578-583，2001
5) 金城永幸：透析時トラブル・アクシデントの原因と対処法．木村健二郎，他監修：血液浄化療法に強くなる やさしくわかる急性期の腎代替療法・アフェレシスの基本から，ケースで学ぶ状況・疾患別の実践的対応まで．羊土社，pp98-100，2013

〈上澤弘美〉

Part 6
事例で学ぶ補助循環

事例1

Aさん，60歳男性，尿路感染症の診断で入院．入院時のバイタルサインおよびその他のパラメータを**表1**に示します．

この所見から何が考えられるでしょうか？

表1　バイタルサインおよび各種データ

	入室時	1時間後	2時間後
体温	39℃	38.8℃	
心拍数	124/min	102/min	92/min
血圧	70/40（50）mmHg	80/44（56）mmHg	92/52（55）mmHg
呼吸数	32/min	15/min	15/min
SpO_2	90（room）%	100%	100%
CVP	4mmHg	9mmHg	9mmHg
CI	4.0L/min/m²	4.2L/min/m²	4.2L/min/m²
SVI	28mL/beat/m²	31mL/beat/m²	29mL/beat/m²
SVRI	1,218dyne・sec・m²/cm⁵	1,318dyne・sec・m²/cm⁵	1,835dyne・sec・m²/cm⁵
SVV	24%	12%	9%
$ScvO_2$	64%	65%	70%
乳酸値	5.3mg/dL	6.8mg/dL	6.5mg/dL

●まず1回拍出量変化量（SVV）に着目

まず，平均血圧＜60mmHg，SpO_2の低下を認め，ショックの状態であるといえます．ここで，着眼するのはSVV（stroke volume variation，1回拍出量変化量）になります．SVVは前述したように輸液反応性の指標であり，SVV＞15%であることから血管内ボリュームが減少していることが示唆されます．

このことから乳酸リンゲル液による輸液負荷および呼吸管理が行われました．1時間後のデータを参照ください．輸液負荷および呼吸管理によりSVV＜15%となり，血管内ボリュームは充足，酸素化の状態は安定したものの血圧は依然低値を示しています．

●次に体血管抵抗係数（SVRI）に着目

次に着眼するのは，SVRI（systemic vascular resistance index，体血管抵抗係数）です．正常より低値であることから血管抵抗が低下，つまり末梢血管が拡張している状態であるといえます．

そのため，末梢血管抵抗の適正化，循環維持を目的としノルアドレナリンが投与されます．その結果，2時間後のデータでは，SVRIは正常化されたものの血圧は低値であったため，ドブタミンの投与が開始されました．

> このように時系列で病態に対し行われた治療と評価を行っていくと理解しやすいと思います．基本的に敗血症性ショックの状態であると判断された場合には，輸液負荷，昇圧薬の投与などが同時進行で行われています．

事例2①

Bさん，70歳男性，腹痛出現し救急車で来院．大腸穿孔，汎発性腹膜炎の診断で緊急手術（ハルトマン術）となりました．鎮静下による人工呼吸管理，ICU帰室後3時間のバイタルサインおよびその他のデータなどを以下に示します．

- 体温：37.4℃
- 血圧：80/50mmHg
- 心拍数：110/min
- 呼吸数：14/min
- SpO_2：99%
- CI：2.5L/min/m²
- SVRI：1,950dyne・sec・m²/cm⁵
- $ScvO_2$：60%
- CVP：10mmHg
- SVV：20%
- RASS：−3
- Hb：10g/dL
- 尿量：0.5mL/kg/hと徐々に減少傾向
- 人工呼吸器設定：A/C，R：14，Pi（吸気圧）：20cmH₂O，Ti（吸気時間）：1.4sec
  PEEP（呼気終末期陽圧）：5cmH₂O，F_IO_2：0.5，PIP（最高気道内圧）：20cmH₂O
  TV（1回換気量）：500mL/min，MV（分時換気量）：7L/min

血圧低下の要因は何でしょうか．また，下記の①〜③のどの対応をしますか？
①輸液による負荷（前負荷増大）
②カテコラミン増量し血圧維持
③鎮痛・鎮静薬使用・増量し代謝抑制

●何が正常から逸脱しているのか

バイタルサインや他のパラメータを見て，何が正常から逸脱しているかということを読み解きます．まず，CIは維持できていると判断することができます．また，SVRIも正常範囲内であることがわかります．

血圧が低いことから腎血流が減少し，尿量の減少が認められていますが，最低尿量は維持できていると推測することができます．血圧低下の要因は，SVV＞15%と上昇しており，侵襲に伴う血管透過性の亢進から血管内ボリュームの減少，つまり，前負荷が減少してい

る影響と考えることができます.

> したがって，この時点では，カテコラミンではなく，まずは，輸液負荷を検討するということになります（正解は「①輸液による負荷（前負荷増大）」）.

コラム RASS (Richmond Agitation Sedation Scale) （表）

　RASSは2002年にSesslerらによって発表されたものであり，詳細な使用法が記載されていることが特徴的です．また，軽度の鎮静状態で声かけに対するアイ・コンタクトを重視しており，開眼という物理的動作だけでなく患者の注意を維持する能力を評価できる鎮静スケールといえます．

　さらに，せん妄評価（日本語版CAM-ICU）に利用できるメリットがあります．適切な鎮静レベルについては，基本的には呼名開眼が可能な鎮静レベル（RASSが－1～－3）が適正とされますが，重症症例においては深い鎮静を目標とすることがあります（RASS－4，－5）．客観的に評価できる鎮静スケールを用い，目標鎮静レベルを医療者が共有することが重要となります．

表　RASS

スコア	用語	説明
＋4	好戦的な	暴力的な，スタッフに対する差し迫った危険
＋3	非常に興奮した	チューブ類またはカテーテル類を自己抜去：攻撃的な
＋2	興奮した	頻繁な非意図的な運動，人工呼吸器ファイティング
＋1	落ち着きのない	不安で絶えずそわそわしている．動きは活発的ではない
0	意識清明な 落ち着いている	
－1	傾眠状態	完全に清明ではないが，呼びかけに10秒以上の開眼およびアイ・コンタクトで応答する
－2	軽い鎮静状態	呼びかけに10秒未満のアイ・コンタクトで応答
－3	中等度鎮静状態	呼びかけに動きまたは開眼で応答するがアイ・コンタクトなし
－4	深い鎮静状態	呼びかけに無反応，しかし，身体刺激で動きまたは開眼
－5	昏睡	呼びかけにも身体刺激にも無反応

ステップ1：30秒間，患者を観察する．視診のみでスコア0～＋4を判定
ステップ2：①大声で名前を呼ぶか，開眼するように言う
　　　　　②10秒以上アイコンタクトできなければ繰り返す．スコア－1～－3を判定
　　　　　③動きが見られなければ身体刺激を行う（スコア－4，－5を判定）

事例2②

Bさん，70歳男性（事例2と同一人物）．術後2病日のBさんのバイタルサインなどは以下のようになっています．

- RASS：+2（プロポフォールで鎮静）
- 血圧：90/50mmHg
- 心拍数：120/min
- 体温：39℃
- 呼吸数：30/min
- 努力様呼吸（補助呼吸筋使用）
- SpO$_2$：95%
- CVP：12mmHg
- SVV：10%
- CI：4.2L/min/m^2
- SVRI：1,200dyne・sec・m^2/cm^5
- ScvO$_2$：70%
- 尿量 0.5mL/kg/h
- 鎮痛薬使用なし，カテコラミン持続投与，胸部聴診所見は断続性ラ音（fine crackles）を両下葉部に聴取，胸部X線所見上，全肺野浸潤影（バタフライシャドウ）
- CTR：50%
- CRP：20.3mg/dL
- Alb：1.7g/dL
- BUN：32mg/dL
- CRE：1.1mg/dL
- K：4.3mEq/L
- WBC：30,100
- Hb：9.5g/dL
- PaO$_2$：90mmHg
- PaCO$_2$：29mmHg
- HCO$_3^-$：20
- pH：7.48
- Lactate：2.5mmol
- 人工呼吸器設定：CPAP+PS，PEEP：10cmH$_2$O，PS：10cmH$_2$O，F$_I$O$_2$：0.6，TV：300mL，MV：10L/min，PIP：20cmH$_2$O

治療として以下の①〜⑤のいずれが優先されるべきでしょうか？
- ①輸液負荷（前負荷増大）
- ②カテコラミン（ノルアドレナリン）（増量後負荷増大）
- ③呼吸器設定の検討
- ④鎮静薬増量（酸素消費量を抑制）
- ⑤鎮痛薬投与

● Lactate（血中乳酸値）＞ 1.7mmolから酸素化障害が認められる

呼吸循環のアウトカムは，組織の酸素化の維持ですが，Lactate（血中乳酸値）＞ 1.7mmolと上昇していることから組織の酸素化障害が認められることがわかります．したがって，この改善が最優先されることになります．

消去法で考えていきましょう．血圧は若干低値でありますが，平均血圧＞ 60mmHgは維持しています．また，輸液反応性の指標であるSVVをみてみると正常範囲内なので，ボリューム不足があるとは考えにくいです．したがって，輸液負荷（前負荷増大）は不適切といえます．

●**著しい酸素化の障害がある**

次に注目すべきは，発熱（39℃），頻脈（心拍数：120/min），頻呼吸（呼吸数：30/min），炎症反応の上昇（WBC：30,100，CRP：20.3mg/dL）が存在することからSRIS（全身炎症性反応症候群）の状態であることがわかります．また，SpO_2の低下が認められます．ここで，酸素化を評価してみましょう．P/F ratio＝90（PaO_2）/0.6（F_IO_2）＝150mmHgになります．P/F ratio＜200mmHgはARDSの診断基準の一つにもなっていることから著しい酸素化の障害があると判断することができます．

さらに胸部X線所見ではバタフライシャドウの陰影を認められていることからARDSに陥っている可能性が示唆されます．組織の酸素化は，酸素供給と酸素消費のバランスが関係していますが，酸素供給の要素であるCI，Hbについては，維持できていると評価できますが，SpO_2が低下しているため，その改善が必要になります．そもそも人工呼吸療法の目的は，酸素化の維持，換気の維持，呼吸仕事量の改善にあります．

> 事例は，呼吸補助筋を使用するまでのストレスがかかっていると考えられます．このことから人工呼吸器設定の変更を検討し，呼吸仕事量の軽減，酸素化の改善を優先していく必要があると考えます．また，同時に疼痛コントロールがはかれていないため，それに伴う酸素消費量増大を軽減する必要もあります．

これら疼痛，呼吸仕事量増大といったストレスの軽減がはかられれば，内因性カテコラミンの減少からさらに末梢血管拡張が進行し，血圧低下に移行するリスクが懸念されるため，ノルアドレナリンの増量も視野に入れる必要はあります．鎮静薬増量に関しては，前述した処置により改善がはかれなければ検討する必要があると考えます．

事例3

Cさん，60歳男性，心筋梗塞，PCI施行後，人工呼吸および補助循環下でICU入室．入室3日目検査データは以下のようになっています．

- CRP：6mg/dL
- CRE：0.6mg/dL
- Cl：98mEq/L
- Alb：2.6g/dL
- Na：130mEq/L
- CPK：491 IU/L
- BUN：9mg/dL
- K：4.9 mEq/L
- WBC：15,810

WBCの増加と低蛋白血症が軽度認められましたが，その他，大きな異常を示す所見はありませんでした．しかし，徐々に左足背動脈の触知が減弱し，8時間後から左足背動脈がドップラーでも確認できなくなりました（図1）．12時間後には血液検査データは，BUN：16mg/dL，CRE：1.9mg/dL，CPK：1,341 IU/L，K：6.0 mEq/L でした．

CPKの上昇と血清カリウム値の上昇からどのようなことが考えられるでしょうか？また，どのような治療がなされるでしょうか？

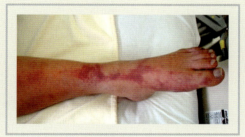

図1　下肢虚血

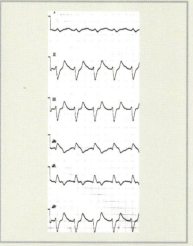

図2　心電図所見

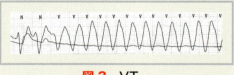

図3　VT

● IABPカテーテルが要因となり，徐々に下肢虚血が進行

左足背動脈が触知できなくなっていることからIABPカテーテルが要因となり，徐々に下肢虚血が進行し，筋崩壊，細胞傷害からCPKおよび血清カリウム値の上昇につながっていると考えられます．

IABPカテーテル抜去したことで，虚血再還流傷害の影響により，18時間後にはK：7.3 mEq/L，CPK：3,740 IU/L と高カリウム血症はさらに悪化し，心電図上（図2）テント状TおよびQRS幅の延長が認められるようになりました．20時間後にはK：8.6 mEq/L

まで上昇し，モニター心電図上，VT（**図3**）へ移行したため除細動を施行し，緊急に血液透析を行ったことで高カリウム血症を対症的に回避することができました．

治療については，高カリウム血症に対し，インスリン−グルコース療法，イオン交換樹脂製剤の投与などの治療があります．

> この症例のポイントは下肢虚血（**図1**）をいかに早期に発見するかが重要であり，動脈の触知，冷感，色調の変化の左右差などをもう少し早期に発見できていれば，致死的不整脈までに至る高カリウム血症は予防できたのかもしれません．

事例 4

Dさん，65歳男性，心臓バイパス術後，補助循環サポートおよび人工呼吸器管理となりICU入室となった．入室時のバイタルサインなどは以下のようになっています．

- 血圧：100/52mmHg ● 心拍数：98/min ● 体温：35.8℃ ● 呼吸数：16/min
- PAWP：20mmHg ● CI：1.9/min/m² ● $ScvO_2$：58%
- SpO_2：99〜100% ● RASS：－5 ● GCS：3点（1.1.1）
- 人工呼吸器設定はA/C，RR：16/min，Pi：15cmH₂O，Ti：1.4sec，PEEP：5cmH₂O，F_iO_2：0.6で管理していた．
- 持続鎮痛・鎮静薬は使用していなかった．
- 術後4時間程度経過してから徐々に体動が出現し，GCS9点（3.T.5），苦痛様表情を認めた．担当看護師は，体動が活発であったためチューブ・ライン類の抜去予防のために固定（抑制）を実施した．
- 呼吸・循環動態としては，呼吸数：26/minとなり，時おりファイティングが認められた．また，血圧：90mmHg台へ低下，心拍数：120/min，PAWP：28mmHg，CI：1.6L/min，$ScvO_2$：45%，SpO_2：95%と悪化傾向にあった．

呼吸・循環動態に変調をきたした要因は何だったのでしょうか？

　鎮痛・鎮静薬使用前後に呼吸・循環動態に変調をきたした要因は何だったのでしょうか？まず，覚醒したことでファイティングが出現しました．それに加え，鎮痛薬を使用していなかったことから創部痛や人工気道による喉の痛みなど，さまざまなストレスが加わっていたと考えることができます．

> 通常，これらのストレスは内因性カテコラミンの影響で交感神経が優位となり，血圧上昇や心拍出量を増大させる要因となりますが，事例においては，補助循環を必要とするほどの心機能であったため，代償しきれず，種々のストレスによる酸素消費量増大や心拍出量の低下から$ScvO_2$の低下に至ったと考えられます．

　特にファイティングは，胸腔内圧の上昇による心臓の前負荷の減少，および肺胞内圧の上昇（PAWP上昇）による右室の後負荷の増大から左室への血液充満の阻害により心拍出量（CI低下）が減少する要因となります．

　これらのことから，呼吸・循環動態の変動を予防するために，早期から疼痛コントロールを行い，ストレス緩和をはかっていくことが重要といえるでしょう．

事例5

Eさん，78歳男性，重症胆管炎が原因による敗血症性ショックで急性腎障害（acute kidney injury：AKI）となり，ICUにてCHDFを開始することになりました．施行条件は以下の通りです．

- バスキュラーアクセス：右内頸静脈：ダブルルーメンカテーテル
- ヘモフィルター：Sepxris100（AN69ST膜）
- 抗凝固薬：ナファモスタットメシル酸塩 30mg/h
- 血液流量：100mL/min
- 透析液流量：0.4L/h
- 補充液（置換液）流量：0.3L/h
- 除水量：0.08L/h

脱血不良もなく，順調に進んでいました．開始時の圧力は，入口圧120mmHg，返血圧60mmHg，濾過圧50mmHg．TMP（膜間圧力差）が40mmHgでした（表2）．しかし，開始から24時間後，入口圧の上限アラームが鳴りました．装置の入口圧は220mmHgを示し，返血圧は開始時と変わりませんでした．TMPは開始時よりかなり上昇していました．アラーム消音，スタートをしましたがアラームを解除することができませんでした．

アラームの原因は何だったのでしょうか？ またどのように対処すればよいでしょうか？

表2 Eさんの12時間・24時間後の変化（単位 mmHg）

項目	開始時	12時間後	24時間後
入口圧	120	160 ↑	220 ↑
返血圧	60	60 →	60 →
濾過圧	50	30 ↓	-10 ↓
TMP	40	80 ↑	150 ↑

●アラームの意味を確認する

どんな状況が考えられるでしょうか？ アラームが解除できない場合は臨床工学技士（CE）に連絡すると思います．その際に，「アラームが鳴っているで，すぐに来てください」だけだと，電話で済むことなのか，現場での対応が必要なのかわかりません．「入口圧上限のアラームが解除できません．入口圧が200を超えています」と，どのアラームが鳴っているかを伝えると対応も迅速に行えるため，とても助かります．

●どう対処するか

まず，アラームの内容を確認したうえで，回路にねじれや折れ（キンク）がないかを確認します．そしてスタートを押して再開します．それでもアラームが解除できない場合は，血液流量（QB）を下げて血液を循環させてください（血液が滞留していると凝固し返血できなくなる場合あります）．その後，CEにコールして状況を伝えてください．

●何が原因だったのか

入口圧の上昇は血液ポンプの下流域すべてが原因となります（図4）．ただし，返血圧に変化がないため，動脈（入口）チャンバー，ヘモフィルターが原因と考えられます．血液が凝固すると黒く変色してきます．ペンライトなどで光を当てると凝固を確認できる場合（図5）もあります．

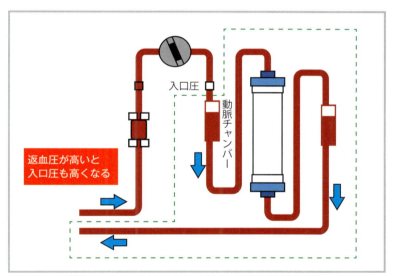

図4 入口圧が反映する範囲（緑の点線部分）

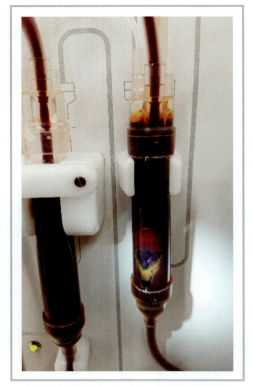

図5 動脈チャンバー内凝血の様子

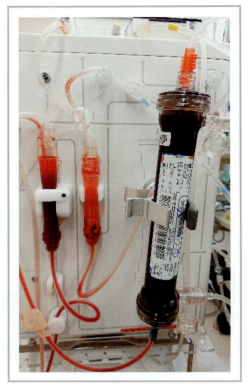

図6 返血後の回路

今回の事例は，12時間後の圧力で入口圧とTMPの上昇がみられていたことから，炎症性物質の吸着によるヘモフィルターの凝固や目詰まりが原因（**図6**）と考えられます．

事例6

Fさん，50歳男性．脳底動脈瘤の治療のため入院し，翌日に脳血管内手術（脳血管内ステント）を行いました．術後2日で一般病棟へ転棟しリハビリを開始していましたが，術後19日に呼吸苦を訴え，その後経口挿管し胸骨圧迫を行いながらICU入室．肺塞栓による循環不全と判断しPCPS導入となりました．

この所見から何が考えられるでしょうか？

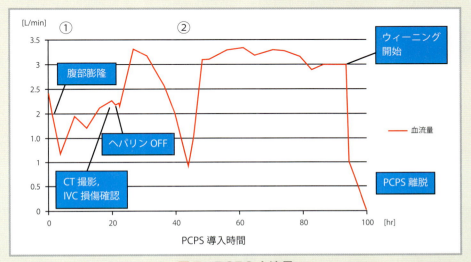

図7　PCPS血流量

図7のグラフはPCPS導入中の血流量となっています．導入中に①と②で血流量低下を起こしています．それぞれの適切な原因と対応はA〜Eのどれでしょうか？

	原因	対応
A	遠心ポンプの回転不足	回転数を上げる
B	循環血液量の不足	輸液・輸血の追加
C	カニューレの閉塞	カニューレ交換
D	人工肺の凝血	回路交換
E	装置の故障	機械交換

●脱血不良による血流量低下

①と②では脱血不良のため血流量が低下していました．しかし原因は異なり，①では循環血液量の不足，②では脱血カニューレの閉塞によるものでした．

①ではPCPS数時間後に腹部膨隆著明となり腹部出血が疑われました．出血により循環

血液量が減少し脱血不良をきたし血流量低下が起こりました．輸血を開始したところ血流量の増加が得られました．脱血回路は陰圧となっており循環血液量が不足するとカニューレが血管に吸い付いてしまい脱血不良を起こします．出血以外にも尿量などin/outバランスをコントロールすることが重要です．また本事例では出血が多いためヘパリンOFFとしています．

> ①の正解はBです．
> PCPSでは抗凝固療法が基本ですが，出血の合併症を伴う場合もあります．出血のコントロールができない場合にはヘパリンOFFとし止血を優先とすることもあります．事例の場合，PCPS回路内に凝血を起こすリスクが増大するため，人工肺や遠心ポンプの観察を入念に行う必要があります．ガス交換能の低下や血流量低下を早期発見し対策を練らなくてはならないでしょう．当院で使用しているPCPS回路の人工肺や遠心ポンプは長期型を使用しており、数日間ヘパリンOFFとしていても図8のように回路内に血栓は確認されませんでした．

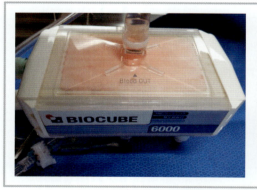 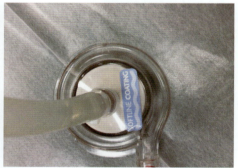

図8 使用後の人工肺と遠心ポンプヘッド

● **脱血カニューレの閉塞による血流量低下**

②では出血は減少してきましたが，腹圧によりIVCが圧迫され脱血カニューレが閉塞してしまい脱血不良を起こしていました．そのため脱血アクセスを大腿静脈から右内頸静脈へ変更することとなりました．

脱血変更後PCPS血流量は安定し，5日目にPCPS離脱となりました．その後，オペ室にて損傷血管の縫合を行い，PCPS離脱から4週間で一般病棟へ転棟し，その後3ヵ月で退院となりました．

②の正解はCです．

カニューレに起因する脱血不良となった場合，カニューレの変更や追加を行うことがあります．事例ではIVCを損傷していたため右内頸静脈からカニューレを挿入することとなりました．通常の脱血カニューレでは長すぎるため55頁の図12左のカニューレを使用しました．側孔のある送血カニューレは右内頸静脈からの脱血としても使用可能となっています．

　PCPSの血流量低下にはいくつかの原因が考えられます．原因は患者側か機械・回路側か判断し，それぞれの対応を行う必要があります．判断を誤ると血流量の増加は得られません．体循環の多くをPCPSに依存している場合，血流量減少は致命的になる恐れがあります．PCPSが導入された場合には，トラブルの原因と対応を確認し早期発見・対応を心がけましょう．

（事例1～4：大槻勝明・事例5：黒須唯之・事例6：小森正実）

索引

欧文索引

【A】

A-aDO$_2$ 006, 010
AB5000 112
ACT 062, 067, 158
AI 108
AN69ST 膜 149

【B】

BTT 089

【C】

CaO$_2$ 002
CBP 装置 153
CHDF 064, 136, 148
CI 011, 020
CO 002, 020
CVP 012, 013

【D】

DFPP 136, 143
DO$_2$ 082
DT 089

【E】

ECLS 048
ECMO 049
ECMO の適応 049
ECUM 136, 140
EF 013
eVAD 088
eVAD の利点と欠点 094
EVAHEART® 120
EXCOR®Pediatric 114

【F】

Forrester 分類 022

【H】

HA 145
Hb 002
HD 136, 138
HDF 136, 139
HeartMate II® 117
HF 136, 138
HIT 157
HVAD® 121

【I】

IABP 026, 088
IABP からの離脱 039
IABP の禁忌 026
IABP の先端位置の確認 · 035
IABP の適応 026
IABP のリスク管理 035
IMPELLA® 122
iVAD 088
iVAD の利点と欠点 094

【J】

Jarvik2000® 119

【L】

Lactate 169
LAP 019
LOS 026

【N】

NIHSS 104
Nohria 分類 022
NRS 067

【P】

PA 136
PAP 017, 018
PAWP 012, 018, 019
PCPS 048, 088
PCPS 導入手順 058
PCPS の適応 048
PCPS 必要物品 057
PD 136
PE 136, 140
PE の適応疾患 142
P/F ratio 006, 010
PMMA 膜 149
PT-INR 値 106
PVR 013

【R】

RAP 017
RASS 063, 168
RVP 017

【S】

SaO$_2$ 002
SpO$_2$ 004, 064
SpO$_2$ ディレイタイム ... 007
SV 011
SvO$_2$ 003, 006, 023
SVR 013, 020
SVRI 020, 166
SVV 020, 166

【T】

TAH 088
TAVI 108
TMP 155

【V】

V-A ECMO 048
VAC 療法 102
VAD 088
VAD 使用の目的（国内）090
VAD 装着後の合併症 ... 101
VAD の記録 129
VAD の適応疾患 089
VAD の適応病態 089
VAD の歴史（国内）.... 090
VAS 068
VO_2 082
V-V ECMO 049

【数字】

1 回拍出量 011
1 回拍出量変化量 . 020, 166
3 大栄養素 005

和文索引

【あ】

アシスト比 032, 033
アフェレシス療法 136

【い】

意識 063, 067
入口圧 154, 176
入口圧異常 162

【う】

ウェットラング ... 072, 079
右心室圧 017
右心穿孔 018
右心不全 107
右心房圧 017
埋込型補助人工心臓 088

【え】

栄養 069
栄養管理 101
遠心ポンプ 053
遠心ポンプの異常 073
遠心ポンプのメカニズム 098
遠心ポンプヘッド 053
エンドトキシン吸着 146

【お】

オーグメンテーション
.... 032, 033
オープンインペラ 098

【か】

外呼吸 003
回転容積型 097
回路 157
回路からの出血 075
回路交換 081
回路損傷 075
回路内圧の異常 079
回路内圧モニター 074
回路内血液の色調 072
拡散 136
下行大動脈 026
下肢虚血 036, 171
ガスブレンダー 054
ガスライン閉塞 042
ガス流量の停止 079
ガス漏出 037
活性凝固時間
.... 062, 067, 158
活性炭吸着 145
カテーテル 157
カテーテル先端位置の確認
.... 017
カニューレトラブル ... 075
換気 003
患者・家族への対応 ... 070
患者への対応 158

感染 018, 037, 066,
069, 101
完全置換型人工心臓 088
感染予防 101

【き】

気胸 018
気泡探知機 154
吸着 136
凝血 078
キンク 080

【く】

空気誤送血 071
空気誤入 164
空気混入 074
駆出率 013
クローズドインペラ ... 098

【け】

経カテーテル的大動脈弁
植込み術 108
経皮的心肺補助 ... 048, 088
血圧低下 159
血液ガス分析 006, 064
血液吸着 145
血液浄化装置 154
血液浄化療法 136
血液透析 136, 138
血液透析濾過 136, 139
血液ポンプチェックシート 130
血液ポンプパラメータの
チェックシート 130
血液濾過 136, 138
血管内ボリューム 167
結合酸素 003
血漿吸着 136
血小板 038
血漿リーク 072, 079
血栓 038
血栓形成 018, 075

血中乳酸値······ 021，169
血流量下限アラーム···· 077
血流量上限アラーム···· 078
結露··············· 079
限外濾過········ 136，140

【こ】

高カリウム血症········ 171
抗凝固薬········ 152，157
抗凝固療法············ 038
後負荷··············· 013
高分子ポリマー········ 056
高流量設定············ 079
呼吸············ 064，068
呼吸・循環管理········ 002
呼吸商··············· 005
コンソール············ 053
コンソールアラーム···· 077

【さ】

鎖骨下静脈············ 016
左心房圧············· 019
酸素運搬··· 002，003，021
酸素化·········· 003，170
酸素解離曲線·········· 004
酸素化障害の原因······ 010
酸素化の評価·········· 004
酸素化不良············ 074
酸素供給量············ 082
酸素消費·············· 021
酸素消費量············ 082
酸素飽和度············ 002
酸素療法·············· 023

【し】

時間尿量············· 021
軸流ポンプのメカニズム 099
持続的血液透析濾過
　········· 064，136，148
収縮力··············· 013
重症呼吸不全········· 049

出血················ 037
循環············ 064，068
循環動態モニタリング··· 020
静脈圧·············· 154
静脈血酸素飽和度······ 003
心機能の評価·········· 065
神経機能障害········· 102
心係数·········· 011，020
心原性ショック········ 026
人工肺·············· 051
人工肺異常······ 074，078
心室性不整脈·········· 018
心電図·············· 031
心電図のノイズ········ 042
心拍出量··· 002，011，020
心拍出量の評価········ 014

【す】

水蒸気圧············· 008
水分バランス·········· 069
スワンガンツカテーテル 014

【せ】

セミオープンインペラ··· 098
穿刺時のポジショニング 016
全身管理············· 156
先端波形圧のなまり···· 043
前負荷·········· 012，167
前負荷減少の原因······ 012
前負荷増加の原因······ 012

【そ】

早期離床············· 101
装具の不具合·········· 104
送血カニューレ········ 055
創傷管理············· 101
装置管理············· 158
装置故障············· 078
組織呼吸············· 003
組織代謝············· 003
組織の酸素化·········· 002

【た】

体液管理············· 156
体温················ 065
体外型補助人工心臓···· 088
体外式膜型人工肺······ 049
大気圧·············· 008
体血管抵抗······ 013，020
体血管抵抗係数··· 020，166
大腿静脈············· 016
大動脈内バルーンパンピング
　················ 026，088
大動脈弁閉鎖不全 026，108
大量出血············· 104
脱血異常············· 161
脱血回路の異常········ 072
脱血カニューレ········ 055
脱血カニューレの閉塞··· 179
脱血不良············· 178
脱血不良センサー······ 154
単純血漿交換····· 136，140

【ち】

置換液·············· 151
中心静脈圧······ 012，013
中空系·············· 051
チューブ管理····· 062，067

【て】

ディクロティックノッジ 033
定常流 VAD ·········· 097
低心拍出量症候群······ 026
低分子ヘパリン········ 153

【と】

透析液·············· 150
透析液（補液）液切れ··· 160
透析療法············· 136
動脈圧·········· 031，154
動脈血酸素飽和度······ 002
動脈穿刺············· 018

ドライブユニット‥‥‥ 053
ドライブライン皮膚貫通部 101
トリガー不能‥‥‥‥‥ 042

【な】

内頸静脈‥‥‥‥‥‥‥ 016
内呼吸‥‥‥‥‥‥‥‥ 003
ナファモスタット
　メシル酸塩‥‥‥‥‥ 153
難治性心不全‥‥‥‥‥ 048

【に】

二重濾過血漿分離交換
‥‥‥‥‥‥‥ 136, 143
ニプロ VAD‥‥‥‥‥ 108

【の】

脳卒中‥‥‥‥‥‥‥‥ 102
脳卒中重症度
　評価スケール‥‥‥‥ 104

【は】

肺血管抵抗‥‥‥‥‥‥ 013
肺血栓塞栓症‥‥‥‥‥ 074
肺呼吸‥‥‥‥‥‥‥‥ 003
肺塞栓症‥‥‥‥‥‥‥ 018
肺動脈圧‥‥‥‥ 017, 018
肺動脈カテーテル 015, 020
肺動脈楔入圧
　‥‥ 012, 018, 019, 026
肺胞気 - 動脈血酸素
　分圧較差‥‥‥‥‥‥ 006
拍動流 VAD‥‥‥‥‥ 096
拍動流往復型‥‥‥‥‥ 097
バスキュラーアクセス
‥‥‥‥‥‥‥ 153, 156
バスキュラー
　アクセストラブル‥‥ 159
抜去‥‥‥‥‥‥‥‥‥ 075
バッテリー低下‥ 043, 078

バルーン拡張‥‥‥‥‥ 026
バルーンサイズ‥‥‥‥ 027
バルーン収縮‥‥‥‥‥ 026
バルーン穿孔‥‥‥‥‥ 036
バルーン損傷‥‥‥‥‥ 040
バルーンの拡張と
　収縮のタイミング‥‥ 031
バルーンリーク‥‥‥‥ 036

【ひ】

ピローセンサー‥‥‥‥ 154

【ふ】

ファイティング‥‥‥‥ 173
不均衡症候群‥‥‥‥‥ 157
腹部大動脈瘤‥‥‥‥‥ 026
腹膜透析‥‥‥‥‥‥‥ 136
不適切なタイミング
‥‥‥‥‥‥‥ 032, 034
プライミング‥‥‥‥‥ 081

【へ】

閉鎖式生食持続洗浄療法 102
ヘパリン‥‥‥‥ 038, 152
ヘパリン起因性
　血小板減少症‥‥‥‥ 157
ヘパリンコーティング‥ 056
ヘモグロビン‥‥‥‥‥ 002
ヘモフィルターの選択‥ 149
ヘリウムガス‥‥ 027, 037
ヘリウムガス低下‥‥‥ 044
ヘリウムガスリーク‥‥ 040
返血圧‥‥‥‥‥‥‥‥ 154
返血圧異常‥‥‥‥‥‥ 163

【ほ】

補充液‥‥‥‥‥‥‥‥ 151
補助人工心臓‥‥‥‥‥ 088
ポンプ内血栓症‥‥‥‥ 105
ポンプの種類‥‥‥‥‥ 097

ポンプの停止‥‥‥‥‥ 071

【ま】

膜間圧力差‥‥‥‥‥‥ 155

【み】

ミキシングゾーン‥‥‥ 082

【ゆ】

輸液反応性‥‥‥ 013, 020

【よ】

溶存酸素‥‥‥‥‥‥‥ 003

【ら】

ラインの緩み‥‥‥‥‥ 041

【り】

リサーキュレーション‥ 074

【れ】

連続流回転型‥‥‥‥‥ 097

【ろ】

濾過‥‥‥‥‥‥‥‥‥ 136
濾過圧‥‥‥‥‥‥‥‥ 155

エキスパートに学ぶ
補助循環のキホンとトラブルシューティング
―IABP，PCPS・ECMO，VAD，血液浄化療法―

2018年9月20日発行　　　　　　　　　　　　　　　　　　第1版第1刷Ⓒ

編集者　大槻　勝明
　　　　（おおつき　かつあき）

発行者　渡辺　嘉之

発行所　株式会社　総合医学社

〒101-0061　東京都千代田区神田三崎町1-1-4
電話　03-3219-2920　　FAX　03-3219-0410
URL　http://www.sogo-igaku.co.jp

Printed in Japan　　　　　　　　　　　　　　株式会社公栄社
ISBN 978-4-88378-666-4

JCOPY〈(社)出版者著作権管理機構　委託出版物〉
・本書に掲載する著作物の複製権・翻訳権・上映権・譲渡権・公衆送信権（送信可能化権を含む）は株式会社総合医学社が保有します．
・本書を無断で複製する行為（コピー，スキャン，デジタルデータ化など）は，「私的使用のための複製」など著作権法上の限られた例外を除き禁じられています．大学，病院，企業などにおいて，業務上使用する目的（診療，研究活動を含む）で上記の行為を行うことは，その使用範囲が内部的であっても，私的利用には該当せず，違法です．また私的使用に該当する場合であっても，代行業者等の第三者に依頼して上記の行為を行うことは違法となります．複写される場合は，そのつど事前に，JCOPY　(社)出版者著作権管理機構（電話　03-3513-6969，FAX　03-3513-6979，e-mail：info@jcopy.or.jp）の許諾を得てください．